（明）文俶——绘

王冠一——著

灸药香

有闲。不吃药的人

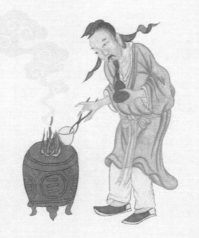

中国科学技术出版社

·北 京·

图书在版编目（CIP）数据

文火药香:写给有恙、有闲、不吃药的人/王冠一著;（明）文俶绘. 一北京:中国科学技术出版社，2022.1

ISBN 978-7-5046-9202-3

Ⅰ.①文… Ⅱ.①王…②文… Ⅲ.①经方 Ⅳ.① R289.2

中国版本图书馆 CIP 数据核字（2021）第 195357 号

策划编辑	韩 翔 于 雷	
责任编辑	延 锦	
文字编辑	靳 羽 韩 翔	
装帧设计	华图文轩	
责任印制	李晓霖	

出 版	中国科学技术出版社	
发 行	中国科学技术出版社有限公司发行部	
地 址	北京市海淀区中关村南大街 16 号	
邮 编	100081	
发行电话	010–62173865	
传 真	010–62179148	
网 址	http://www.cspbooks.com.cn	

开 本	889mm×1194mm 1/32	
字 数	131 千字	
印 张	8.25	
版 次	2022 年 1 月第 1 版	
印 次	2022 年 1 月第 1 次印刷	
印 刷	天津翔远印刷有限公司	
书 号	ISBN 978-7-5046-9202-3 / R · 2785	
定 价	49.00 元	

（凡购买本社图书，如有缺页、倒页、脱页者，本社发行部负责调换）

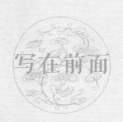

写在前面

中国的药，来自山海，囿于陶罐。

古人精于配伍，把天然的野性熔成一炉。炼膏、调香、煎汤除了是医家的手段，也另有文人的风雅趣味，他们以枯枝厚脂制膏，养容颜；用黄尘青末合香，避邪秽；烹五味茶饮，柔骨香身……逐渐形成了属于本草的美学。

本书从灿若繁星的方药中，撷取三十五首古方。有旧时紫禁城那位老佛爷的唇膏、浴汤，有助益学子背书的"圣人"药，有动乱年代力挽狂澜的千古方……

作者用文字慢熬，搅动它们的千年风韵；药香遍起，与读者一起咀摸当中的千般滋味。

一药一方，是医者的艺术，也是一人的清欢。

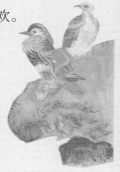

我的黄金时光

中医中药究竟能不能治病。这是一个蠢问题，但大家似乎对此兴趣浓烈，长久地各抒己见。视其为瑰宝的多，怨怼的也多。

单拿我周围人来说，得知我在写一本方剂散文集，有双目光亮，觉得我做了件弘扬传统的大好事；有模棱两可、一笑置之的；有拉着我滔滔不绝讲她原本笃信中医，某次生了病，按中医方法怎么都不见效，却吃几天西药好了的……我后来练就金刚不坏身，面对诸多态度，只保持微笑与聆听。

成熟的生命，可以有喜好，不能有偏见。我在这一阶段"被迫"加速成熟，因中医中药热度过高，树大易招风，则各种情绪混杂进人们的意识里，幻化出一个属于自己的镜像。中药并不伟大，无非是日常美容养颜用的千金猪蹄汤，或推杯换盏后的一碗解酒药。

然中医又像佛龛里供奉的菩萨，自打出现便悬壶济世，它没有任何芥蒂地度众生。中医是治受风感冒的桂枝汤，是护胃圣手理脾涤饮汤，是消除社交恐惧症的助勇丹……一件事物存在多元化的局面，再正常不过了。唯人执拗，要么狂热，要么批判，这期间还要打着科学的幌子，颇为讽刺。

最初着笔，我是带着强悍的弘扬精神，欲以文字表达。而无数月夜，在整理资料，翻阅古籍，跟编辑探讨每个方剂的时候，我愈发谦卑。

强悍的弘扬亦为一种自大。

中医是不要自大的，踏踏实实地治病救人始终是它的风骨。就像我在《甲午生死劫》一文中所写：中医风骨，从来不讲输赢，它只要治人。

有这般风骨，沧桑巨变兴废不了它。渐渐地，我心中那股炽热火焰缓和了，试图将"正常"的观念写出来。我想起禅宗公案，说有个小和尚问师父禅定的法门，每次师父都告诉他吃饭、睡觉。小和尚急了，难道光吃饭、睡觉就行了吗？师父终于又开口，言：该吃饭时吃饭，该睡觉时睡觉，即是禅定。

多么的平常与正常。可我面对这平常与正常的中医，变得不似从前那般有底气了。

我不是中医大夫，当然听闻古之文人皆懂医，可我哪敢比古之文人，读过几本书罢了。中医学问如浩瀚星辰，作为门外汉，大概是没有资格来写这本书的。

　　可转念一想，整个写作，不就是跟那些古方药剂交朋友的过程吗？

　　花开花落，岁序不言，中医中药除本身之外，早已成为华夏文明中绵长的河流，源源不断，演绎着中国人的文化和超越精神。我仿佛是一位欣赏者、求教者，更像是一位心甘情愿地随着它步入斑斓本草世界的旅行者，再将世界呈现。

　　于是我便有继续书写《文火药香》的理由。

　　颐和园荷花初开的时候我把书稿交给编辑，之后长舒一口气。《文火药香》也许在学理上不那么全面细密，然足够用心。

　　这些飘溢着中药味道的文字同样反哺了我，于聒噪境遇，端持正常与平常心性，随遇而安。创作这本书，着实成全了我的一段黄金时光。

撷一

辛丑年夏至日
于北京

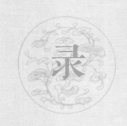

录

目

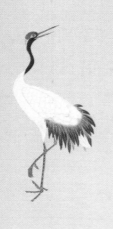

辑一

凉风一缕魄

——记生脉散

这是绝好的天然降温药,文火煎熬,草木顿生清风蝉鸣。

只缘那远山清凉已在吾身之中。

夏有凉风

有诗云：炎威天气日偏长，汗湿轻罗倚画窗。无论古今，想必盛夏时节的日子都不好过。此诗为清代出家人所作，后来两句"蜂蝶不知春已去，又衔花瓣到兰房"，则把情境兜回到了禅意上头。倘若今时人，早已热得急赤白脸，心烦疲累，不肯好好讲话了。

山中觅清凉，似乎太过奢侈。

好在医家始终体谅着世情，张元素先生便于《医学启源》里留下一剂"生脉散"，以人参、麦冬和五味子相配。这是一剂绝好的天然降温药，文火煎熬，草木顿生清风蝉鸣。只缘那远山清凉已在吾身之中了。

生脉散有益气生津，敛阴止汗之功效。饮过几剂后，行走于街巷，让人直吐舌头的城市热岛，刹那换作另一张脸孔。体感的温度，比实际要低。具体低多少，则各有说法。听过有服药者形容比实际低五度的，简直是身在南方与北方的差别，但大概是我对药性不甚敏感，没那么夸张的体悟。只觉跟焦躁写满头面的匆忙路人相比，自己的气沉定一些，也不似他们热的要命。

如若走相同长度的路，过去气喘吁吁，而今通体清凉。很舒坦。

向来方剂与饮药的人是同谋，若非双双成全，舒坦不了。

气充盈，是因生脉散中有味人参，大补元气，生津益肺，自打古代起便为明星滋补品，并从未过气，一路当红至今。不过，凡它出场，我们须格外留心。天以万险千难成就一味药。好的药，要生长得宜，采摘应时，炮制充分。且药性与方剂配伍需求相互吻合。好似一出戏，起承转合严丝合缝，又不能荒腔走板。临了，其内容也必要对上观者的胃口。

好药和好戏，都不容易。

今时炮制方法和过程实难把控，于是人参药性差别甚大，我多以西洋参替代。西洋参质素舒缓，补而不燥，没那么"大牌"。

麦冬生长的环境注定了它性情温润，是滋阴良药。山坡阴湿处，或潺潺溪流畔，皆有其倩影。这一株薇薇小草，了不得，于东方朔笔下，可是秦始皇心头一桩悬案。

话说秦时，有神鸟从东海深处飞向咸阳。那神鸟口中衔着一枚仙草，作为迷信发烧友的嬴政如获至宝，他立刻把看见的景象告知鬼谷子，询问吉凶。鬼谷子大嘴一张，称那仙草是东海瀛洲上的不死仙药。

听到"不死"二字，嬴政欲罢不能了，筹备数千童男童女，说时迟，那时快，遂命他们驶入东海，寻找这不死仙药……

故事有攀扯历史名人之嫌疑，但将麦冬称作仙草并不算太荒唐，《神农本草经》里就将它列为养阴润肺上品药，言其：久服轻身，不老不饥。

烈火烹油的天，麦冬仿若为我们的身体提供一场五星级 SPA 服务，肺在它清热凉润的手法中长长舒缓一口气，得以滋养，加之人参（西洋参）补入元气。一润又一补，两边的利弊均考量到了。

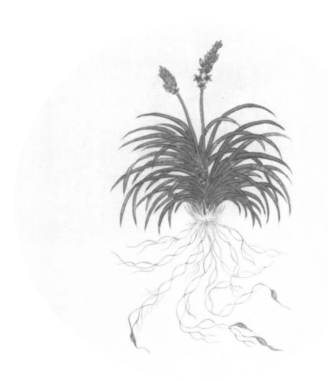

隨州麥門冬

五味子很酸，在中医系统里，酸的药收敛固涩。所以派它出马，牢牢将生脉散的效能封印于应该发挥的地方，使药性不会被耗散。

而这一敛，算是成全了生脉散的千秋功绩。

如果只拿生脉散当降温保健方，委实看轻了它。它有增强心肺收缩的功效，比如平常人观光高原，最怕缺氧反应，一旦不幸中招，再空灵的藏区、挺拔之雪山、云雾袅绕的村庄，于旅行者，尽是噩梦。生脉散不失为行囊必备品，它能救命。清宫，及现代临床亦用"生脉饮加减"来拽住生命的尾巴，不定就能把人囫囵个儿从鬼门关拽回来。我在文章《日暮紫禁城》中将有细论，它常是人死别前的一剂方。

至少，可把必然逝去的生命留得长一点，待人交代妥后事，遗憾便少一些。

在人生的半径里，良辰总迅疾，转眼到荼蘼。那么一个人除了肉身，是否还有其他。当我们长埋土下，肉身腐败……其他依旧灿烂。

世人的捕风捉影，生脉散兴许略揭端倪。它如同少林

虢州五味子

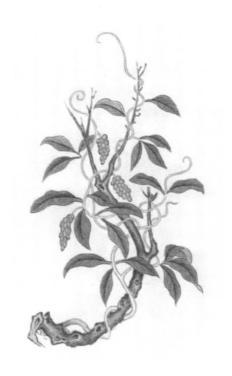

扫地僧，看起来平平无奇，却是高人不露相，怀揣着一个大秘密。生魂死魄的秘密。

一缕魄

生死事大，死亡又比生更悬疑莫测。故而老辈人对待死后葬仪有着不留余地的执拗。早年间在乡镇还能见着举幡人，是出殡日必不可省的环节。

那幡，为招魂幡。走在灵柩前面的举幡之人则唤"复者"。

招魂复魄。这项殡葬传统衍自西周，或者更早一些。古人的意思是要把死后飘飘荡荡的魂给招回来，度它升天，到那无忧无愁的极乐世界去；魄也别在人间半空游弋了，赶紧入地为安，得以受享子孙的祭奠。

魂与魄真实存在。乍听起来像一出聊斋，其实抛却玄学及怪力乱神的民俗八卦，于中医系统内，这也不算什么新鲜事了。

魂魄不但有，而且就安居在我们身体某处脏腑之中。《素问·宣明五气》写得明白，肝是魂的容器，魄的能量藏入了肺。魂与魄这两位仁兄虽潜伏着，却不肯赋闲，一直积极作用于生前死后，实在热闹。

魂乃人之天生阳气。它如同野马，非要闯出身外，在人世的草原上奔跑呼啸几番。所以魂催动着我们得以完成某件具象，且实际的事情。比如纪录片《寿司之神》中的主人公小野二郎说他即便睡大觉，也要戴好手套。

是为了保护那双创造寿司的手。

学徒慕名而来，个个又落荒逃散。习惯了快餐式生活的现代小青年，恨不能欲速则达，怎么肯日复一日把米饭扇至与人的体温相近，再端给食客们享用。多么无聊，客人还未必吃得出来。

但小野二郎做得到。如是，六十五年之久。

他与寿司之间，一往而深。像结订了盟约，说好一生一世，少一天、一个时辰也不作数。这是他的魂力，落在寿司这份爱意上，遂使之名声大噪。

日本人做什么都标榜"至魂"。至的是人之魂。

魄不比魂立人世功业，成果光鲜。《说文解字》解释，"魄"为天生阴气。它不太张扬的，属于关起门来做大事。

它誓要把涣散的生命重新凝聚。

魄的价值，总使我想起"哲学"。哲学眼看不见，手摸不着，更没谁整日口吐莲花，滔滔不绝什么哲学理论。却不置可否，每种生活的背面，均有哲学支撑。反之，脑海深处认同的哲学思想，左右着我们的行为，以及所有重大选择。

有句鸡汤话：格局决定未来。此项格局，中医系统认为由魄的力量暗箱操纵。

生脉散拈花微笑，直指人之魄。

前面说了肺藏魄。肺脏好比江湖上的带头大哥，掌控着周身血脉和经脉运行的节律。于是血脉和经脉小弟们摸爬滚打，巴巴地向肺奔去。

所谓"百脉朝肺"，便是这个道理。

生脉散，药如其名，生百脉，补肺中元气。

倘若肺中元气余额不足，一个人的魄力自然大打折扣。中医会觉得缺失魄力的人，活得剪不断，理还乱，闷无端。往往稍遭遇冷脸，就瞬间崩溃了，然后掉进自己的情绪里。林黛玉便是一个例子，她肺有毛病，整日凄凄哀哀，终嫁不得宝玉郎君。我纳罕曹公那么钟意林妹妹，为何不赠一副"生脉散"予她，以救美人凋零……

除上述表征之外，生命能无法凝聚另有一个极端——不容对立面。当略有不同的意见，或者与自己观念失合时，便立刻产生对抗的情绪和行为。现今社会，似乎这种好辩论、杠精上身的人如同雨后春笋，包括我自己。不晓得是否跟魄能日渐减损有关。

魄能日损不可怕，可怕的是我们浑然无知。

这让我想起几段亲身经历。平素偶尔参与影视剧本研讨工作，那无尽的剧本会上，只有争吵。投资、执行、策划、创作各方固执己见，水火难容，活像闹剧。

想想我们的电影和电视剧常被诟病，必然的。因它先天不足。谁都能指点江山，又谁都作不得主……后来，要么项目没有后来，要么乱炖一番，拍摄了。

文无第二，武无第一。是凡凭感觉的事情，最难缠。

最须一股强悍的魄力，来迎八方竞争，十分压力。一味地反抗解决不了根本问题，好比武士与爱刀对决，杀的只有自己。

在风波浪卷的人间，要逆水行舟，靠的是"容平"。

真正有魄力的人，才有资格取得"容平"真经。

林则徐言：海纳百川，有容乃大。意思是兼容并包，面对种种繁杂，接纳它。这是一句实诚话，也是不容易做到的话。那江河湖泊原本是淡的，与海水味道向左，入海则悉数变咸。看来海水的魄力雄厚，包容并消解了天地众水与自己的大矛盾。

华夏文明绵延数千年不衰，且愈发兴隆，绝招无二，同样是以容平法门调和世事无常。如东汉明帝时，佛教一尾菩提传入中国，面对异域文化，我们民族的态度从来不拒绝，而是接纳。漫漫岁月，佛教于这东方大国发迹了，备受皇室推崇、深为百姓们追捧……但它早已褪去底色，道家跟儒家思潮润物无声对其影响甚大，后来连佛像也不再是希腊和犍陀罗风格，改换中原头面。

直到"禅宗"横空出世。禅宗是佛的，是老庄儒道的，完全是中国的。

人类世界还能有什么，会比文化之间的差异更难摆平？

唯容平可化，魄力可为。生脉散亦可助我们一臂之力。

是鬼雄

不仅如此，魄的威势还将延续到死后。生当作人杰，死亦为鬼雄，这是宋代女词人李清照名句。古人认为，生前立业建功，魄力顶流之人，死后便是——鬼雄。好比战国时苏秦，他拜六国相，但始终不忘燕昭王的恩意。

想来初出茅庐，四面碰壁的苏秦，跟燕昭王是喝过酒的，三杯吐然偌，五岳倒为轻。王给了他赏识和资助，他即是他的士了，士要为知己者死。他到齐国做卧底，无间道数年，荣耀有，权势有，金银也不会少，可他的目的没变，只为回护燕国……东窗不出所料地事发了。齐王大梦初醒，他被骗了，苏秦的作为，对高高在上的王来说，伤害性很大，侮辱性超强。齐国人自来好斗彪悍，盛怒之下，齐王赏他车裂。

苏秦当殿闻之，弹弹衣袖，笑纳。这等气魄，他应该被列为鬼雄阶级。

当然对苏秦的史料研究者众说纷纭，一说司马迁老人家糊涂了，等于他编排出苏秦的光辉事迹，并不符合事实。其实也无所谓，历史本为一笔糊涂账，我又没在写历史，我讲的是生前死后，那一缕飘忽的魄。

【生脉散】

配药：人参；麦冬；五味子。

胃病娇

——记理脾涤饮汤

中医治未病，面对豪横的现代人，

似乎很一厢情愿了。

胃病难医，因为很少人肯给自己痊愈的机会。

我们总是疼到忍无可忍才想起去瞧大夫。偏偏胃病治在平常。老话讲：胃须养。老话不错，一饮一食、一作一息，一喜一怒皆是对胃的大考。这项器官着实可怜，尤为当下，生活日夜颠倒，我们迷失于辣味和冰饮的爆裂旋涡里，情绪波动犹如疾风骤雨……谁尚有一颗强壮的胃，或许只能归结为——命好。

中医治未病，面对豪横的现代人，似乎很一厢情愿了。如我的某位朋友，长年胃疼，做过胃镜，诊断为溃疡，每次从医院捧回大堆药剂，病却好了又犯，他则再预约胃镜，反反复复，走入"内镜怪圈"。作为某卫视真人秀导演，他压力甚大，是必须边吃药边喝大酒消万古愁的，堪称"野蛮式"治疗。我总笑话他治来治去，结果治了个寂寞。

笑话人不及人。去岁我终于也倒向床榻，抚胃长叹。真的疼。

在别人的错误里反思自己，并迅速行动，错误则会变成一种方便。我及时停止所有工作，赋闲在家，服理脾涤饮汤来调养。而今得治。

理脾涤饮汤专医五饮诸症。简而言之，是水在身体里作大妖。

不能被人代谢掉的水，即废水，凝结于体内，久而久之它们很容易露出狐狸尾巴，变成"痰"。小时候读《红楼梦》，读到贾元春死于"痰厥"，就觉得续著之人不通，痰怎么会置人死地呢？实则那时我不大通，中医里的"痰"可是一门大证候。续作者有情可原。

我们都晓得胃口有研磨食物的功能。而脾，是将研磨完毕的食物传化成极精微的水谷之气，然后输送至全身。

水滞留，引发胃疼，主要责任在于脾，它失职了。

故曰：脾为生痰之源也。

胃病娇

017

但脾脏有时不过担了个虚罪名，今天的人对奶茶、冰淇淋、各色水果等寒凉饮食情比金坚，这才是罪魁。

人，不能先自己把自己给废了，之后才叫苦。

理脾涤饮汤如同漫威超级英雄，拯救生活不晓得节律的自废现代人。此方剂六味药：黄芪、白术、半夏、砂仁、干姜和豆蔻。

其中黄芪、白术大补脾胃；砂仁补肾气（命门火）。

大概黄芪和枸杞是"民生药材"。公园大爷大妈、公司中年青年均有保健大招，且出奇地达成共识，只要好的草药必须往杯子塞。这做法过于粗暴了，药皆有药性，药性可贵，贵在知病证。好比生活中最懂自己的，不是朋友，乃对手。连对手都还没有摸清楚，不知己亦不知彼，药就失去了价值，甚至惹出祸端。比如单以黄芪一味泡水倒无妨，倘若它勾结上枸杞，一同钻进保温杯内，两者则不安好心，联合起来哄抬虚火，阴虚体质人会越喝越衰弱。

更无辜的是不知自己体质阴虚的人，常喝黄芪枸杞水，等于自戕。

服补药，好似在向生命拍马溜须。也要我们有一点专

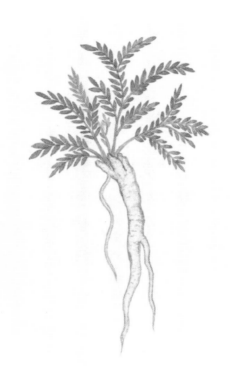

憲州黃耆

业技术，否则拍到马蹄子上，反弄得一身伤。

芪古字为"耆"，形容六十岁以上的人。老了终究有一点好，获得倚老卖老的资格。当脾胃不济，黄芪辈分最老，颐指气使地命令肾脏，把命门火气调拨出来，要它们前去补脾胃。我们的脾胃五行又属土，黄芪为黄色，黄色入于土，与脾胃"八字"相合。正如一把箭不偏不倚，射进靶心。这是黄芪的天命。

民国杂志有则记录，说黄芪曾治好了胡适的病。1920年胡适患了糖尿病，西医束手无策，朋友则劝说他看看中医去。胡适乃最科学的一个人，当然坚决反对，后来拧不过朋友碎碎念，勉强找到名医陆仲安先生。陆大夫开出黄芪汤，不久胡适的病有所好转，一时之间，腾传众口。

黄芪补气固表，托毒排脓，利尿，生肌。而白术肉多，油脂肥厚，中医咬定油肥的白术补气同时，可厚实肠胃。仿佛健身爱好者吃下蛋白粉，肌肉强悍了，运动更带劲。理脾涤饮汤中用的就是生白术，非炒白术。

白术本燥湿，它的燥能祛除湿。我服用带有白术的中药，刚开始的时候会有点口渴的感觉，两三日后，便立觉通身轻盈。是白术药性发挥了效力，身体因此击节而歌。

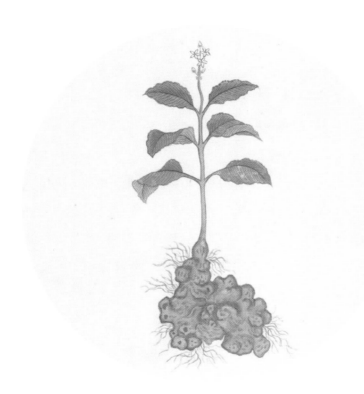

越州白朮

黄芪和白术皆有壮脾胃的功效，但黄芪在这里的做派，有点像拆东墙补西墙，并不高明。人自脱胎出世，命门之间的元气份额已然注定，多不了，少不得。把这元气调来挥去，倘或一日给用尽了，得不偿失。古代医家聪慧，不做丢西瓜保芝麻的傻事。他们既然大胆启用这两味药，因为有底气。

　　理脾涤饮汤的底气是砂仁，它能补命门。

　　古人配药，在于周到。

　　砂仁奇香无比，恰逢脾脏是个幽兰雅士，就喜欢闻香。于是砂仁便有了行脾的际遇。在熬理脾涤饮汤时，大约要到末尾五分钟才倒入砂仁。香是砂仁的个性，那么中医就只取这一点缘分。放的早了，香味被煮散开，疗效则随着袅袅蒸汽飘然，香消玉碎无功用。

　　跟砂仁气味相投的，还有豆蔻。

　　豆蔻亦香，但同香不同效。豆蔻的特长，乃先将气于脾胃内凝聚好，然后分拨出去。有点企业里出纳的意思。

　　豆蔻名声在外，源自"豆蔻年华"一词。杜牧诗：娉娉袅袅十三余，豆蔻梢头二月初。春风十里扬州路，卷上

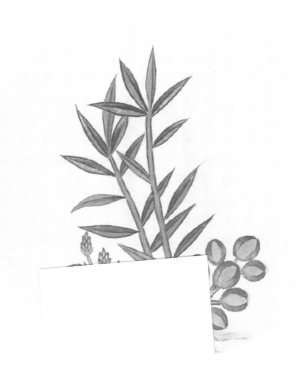

宜
州
荳
蔻

023

珠帘总不如。应该从唐以后，人们便拿豆蔻来比妙龄少女了。我在南方见过它，月色，花尖沾一点红。起风时，豆蔻低垂，懵然一动，世间的万种春情都在花间住。直教顿生万种思绪，又默默无思。

不过今时的人，少年芳华是有，可眼中万种春情总透露一点跟年龄不相称的精明，少了豆蔻韵致。故我只愿看花，不想见人。

调理脾胃的方子，少不得姜。

生姜性燥，不好单刀直入理脾涤饮汤。古人就把它的皮去掉，以流水（江河水）冲洗六天，再曝于阳光之下，经几番折腾，其药性由燥转成热了，具备温中祛寒祛水饮之效。要成为什么，必先遭受苦难折磨，制药是这样，做人亦如此。

炮制好的干姜温肺化饮，像御林军，正面抵挡寒邪入侵，反手整肃宫城，将那些聚众生事的寒邪们撵出体外。

散寒，是干姜的本能，却也连消带打解决了"半夏"的烈毒。

是的，半夏有毒，古称婆婆药。古代媳妇们跟它有着

文火药香

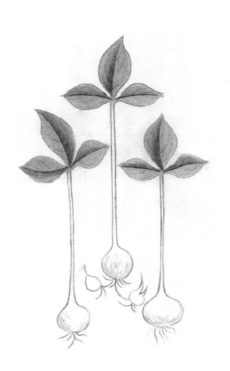

心知肚明的交情，如果婆婆实在难以对付，那就不必对付。媳妇们铤而走险，悄悄地往菜间丢一颗生半夏，婆婆吃过饭，口立马就哑了，便永远不会喋喋不休惹人烦。不知是否真有案例记载，想来在婆媳关系面前，天下最好的药，也甘拜下风。

婆媳关系是一本推背图，任谁都解不开的。

半夏这味药可通阴阳。半夏生于夏月一半，阴阳正在此交替，常言道出生时辰特异之人，一生若非大才大德，乃是大奸大恶。

显然半夏属于前者。于理脾涤饮汤配伍中，半夏是化痰的利器。

口腹欲望，将以身体来偿还。古人深谙其中道理，告子虽言食色性也，乃人之本性，却也没说可以胡吃海塞。孔丘就言：食不厌精，脍不厌细……失饪，不食。不时，不食。估计孔子是处女座，好挑剔。那么多"不食"，表面说的是养生，实际隐喻做人，做人要慎独、自律，有底线和风骨。

人的五脏六腑中，胃最接近于儒家道德。一不好生将养，失节了，它就给你来点颜色瞧瞧。我周围几乎没有不患胃病的朋友，他们皆深知自己的症结在哪里，但好了伤疤忘了疼。我则是到南边做事，那段时间夜夜开会，之后跟随大伙吃宵夜、饮冰水，忘记胃口的底线，结果一发而不可收拾。

用生命为代价获取物质，再用钱来换命。我们把这话当成笑谈，都没认真。但这可是一个大问题。

曾读明代高濂所作《遵生八笺》，琳琅满目的养生小日子，看花落去，燕子归来，人极大可能地贴合了自然。不忤逆时间节操。

其实我们血脉里始终流淌着涓涓精致，诗文礼乐，四时调摄、起居安乐、延年却病、茶事酒集，无一不是天地柔情，无一不是美，无一不健康。

可惜古人的心思白费了。高濂执笔的昆曲《玉簪记》也已少有人愿听，嫌那长清短清太缓慢，那云心水心被高楼拦腰截断。今时我们总要想方设法要快一点，快一点赚钱，快一点成名，快一点做事，快一点熬坏脾胃耗尽心血。仗着科技汹涌，本该在乎的事情反而无所谓了。

这是危险的勾当，且作死的想法。

胃病娇

【理脾涤饮汤】

配药：黄芪；生白术；半夏；砂仁；干姜；豆蔻。

他是龙

——记孔圣枕中丹

卷首

龙，于古人心目中，实相非相，
却不皆是虚妄。

华夏民族的图腾，当然是龙。它时而飞翔九霄，时而游走江河，时而深潜大地……这条满足了我们对所有美好意向之想象的生物，其实脱胎于杀戮。

在很久很久以前，久到文明初始，人类刚从混沌中明白一点天地情由，东方部落间便干戈相向而一支华夏部落，异军突起，渐渐吞灭周围族群。

他的图腾，最初乃一条蛇。

但谁承想胜利的风总吹向这支华夏部落，他们就以蛇作为主体，将武力征讨，或主动归顺自己的部落图腾进行合并，比如接受了兽类的四脚，马的毛，鬣的尾，鹿的脚，狗的爪，鱼的鳞和须。闻一多先生在《伏羲考》中，摸索着隆古时期历史脉络，一点点把龙的眉目临摹出来。

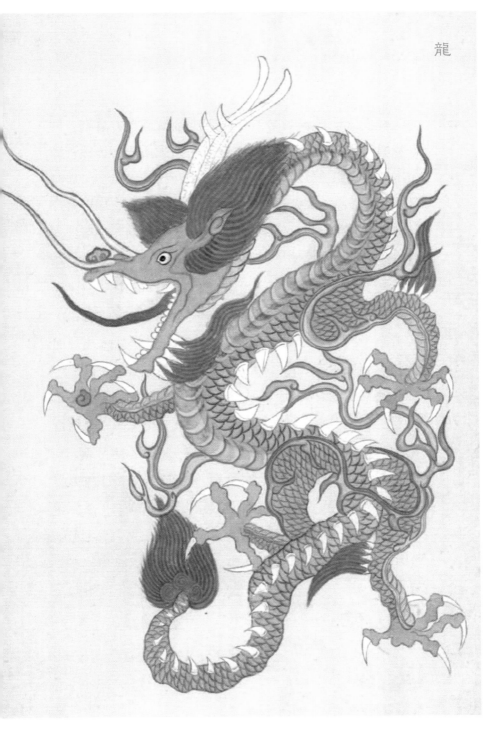

龍

龙本是一种象征符号，带着些许杀伐血气，后来被世人戏剧化了，成为东方美学。如此推衍龙的来历仿佛一场魔术，而我们恰好不在观众席位，看见表演的全貌。那魔术就穿了帮，好没意思。

古人不要吃学术这一套，偏要做个好观众，相信世间真的有龙。似乎也预料到后来人未必肯信，便列出一味"龙骨"入药，以示真相。

既然龙骨都存在了，怎么会没有龙？

龙，于古人心目中，实相非相，却不皆是虚妄。时逢冬季，龙蛰伏于大地之下，它显形为我们所熟知的模样。待惊蛰一到，天雷轰鸣，龙的清梦戛然而止。它苏醒了，舒展舒展筋骨，顺天地之间一道道银色闪电扶摇直上，入云霄。

当然，这则名场面注定不会有目击证人。

万物的有无虚实，其真相往往难以置信。

风从虎，云从龙。那条钻云游霄的龙，之所以看不见，是因为它腾地起身的瞬间，便不再有形制了，化为气态，与云雾无异。古人又言：当龙跃地升天，刹那，凝聚起一股如巨的力量，重重压向大地。

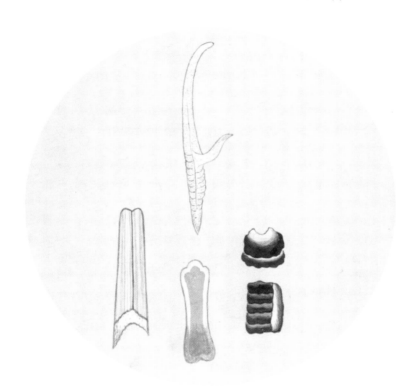

龍骨

大地上就有了它身形的印记——龙骨。

这被遗留下来的身形，如同失恋人，总还怀抱一丝希望，日夜不停寻找远去的爱。龙骨始终要把随着雷电飞走的灵魂寻找回来。故而龙骨的药用功效为：收敛固涩，镇心安神，平肝潜阳。它可以唤回人的记忆，使健忘者不迷不忘。

另则几味醒神去痰，益智解郁的药，是：败龟板、远志和菖蒲。

召它们前来，彼此扶持，乃《备急千金要方》卷十四方："孔圣枕中丹"。

此方主治读书善忘，久服令人聪明。

孙思邈先生起名"枕中丹"，后来不知被哪位炒作高手加上了"孔圣"二字，他绝对深谙"明星效应"之道。事实上这剂药跟圣人孔丘没半点关系。大约孔子家喻户晓，老人家游说六国，又坐拥三千太学生追随，必定有两把刷子，比如博闻强记，比如聪明绝顶。连孔子都悄悄藏进枕内不肯视于他人的药，应该很珍贵了。

增益记忆能力的丸药古之不少，诸如读书丸、天王补心丹、状元丸云云。孔圣枕中丹崭露头角，成为莘莘学子及学子家人们的心头好。不得不归功于它名字亮目，辨识度极高，留下了讲故事的口子。

枕中丹乃一条来自唐代的经典营销推广案例。

枕中丹诸药，龙骨平肝；龟板补肾；远志解郁；菖蒲化湿开胃，通窍豁痰。很奇怪，如果今天有一个人能过目不忘，我们不是都要赞他脑子很好使吗？

为什么四味药合体，反倒不——补——脑！

记性好与不好，不在脑子，在于心。

古代医家认为读书健忘，是心血不足，痰与火乱其心神所致。

金庸《射雕英雄传》里面有个冯衡，她仅看一遍就能将武林秘籍《九阴真经》熟记，并默写出全文给男朋友黄药师看，一字不差。后生黄蓉时难产死了，就因为她之前默书耗损心血，使之心肾交瘁，大大伤了元气。

因而要用远志，从肾交心。如同消防车上的冲水枪，把肾中水大力打向上焦；菖蒲则从心交肾，拉着心火往下面走，至下焦处。这像是枕中丹版本的阴阳太极拳法。心主火，肾是水。太极调和浑圆，如此肾水不寒，小腹亦不

他是龙

肯凉了，体内气血循环起来，我们的记忆则开挂一样，所向披靡。

远志这味药，若拿出古人的理论来注解，实在魔幻现实主义。不过二十厘米高的草木，样子长得极平常，不那么引人注目，谁知关键在其根部。

远志苗小根大，其根约有四十厘米长，并且肥厚。它的形态完全扣上了古人对志向远大者的看法。但凡怀大志、能做成大事之人，表面都不太声张的，具有沉潜的气质和沉稳的素质。

心里鸿鹄去万里，山河契阔归。

想来这世上志向最高的大抵是佛祖，他既要普度众生，又一再地说，我没什么的，放在人群认不出，找不见。别崇拜我。

从形态入手定义一味药，只华夏文明敢这么干，亦为中医的摩斯密码。解了码，方入得这古老东方之门楣。

单就成分而言，几乎所有草木、金石等药，均难抵达古医书上所记载的治愈作用。没关系，古人不走实验室路数，他们从药的习性、生长历程，甚至品质德行入手来看待药性。这是无的境界，无为有处有还无。

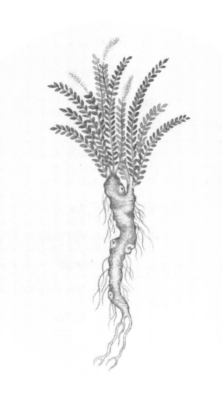

显然"无"，并非什么都没有，而是与"有"相对，用途大得很。如太阴为实，少阴是虚。虚即是无。

我们的民族以农耕为本，盘中粮食尽是老天爷赐予的，所以华夏的至高哲学，是不断求索跟天地自然合奏共鸣的方式。如此一来，实体之外的东西就多，而且多了。古人把闹不明白的存在，先归为无，或称作能量，他们信。

西方思想缘起于柏拉图。是的，他老人家不仅开创唯美恋爱模式，也顺便播种下西方哲学的种子。柏拉图主义认为，理念形式是绝对和永恒的，但世界总表现出不完美，我们须改造世界和自己，让其接近于完美。

改造，即要发明创造器物，即要有实打实的成绩。于是物量主义占了上风，狭义的科学技术概念亦秉承物量的基因，是必做出数据报告，才算是真的"有"。

反之西方人才不信。就像他们永远闹不明白缘分、阴阳、虚实等，在其语言系统里连这类词汇都没有。

起初西方还对经络嗤之以鼻，如今慢慢也认识到了，也承认了是在"无"上的进步。话说中西医争论百多年，内里系中西方观念大相径庭。实难调和，亦不必调和。我宁愿看到一名战士把矛和盾都拿在自己手中，驰骋沙场，与敌人对决去。矛盾都不该相弃，各有各的用武之地。

　　枕中丹里提及"败龟板"，是自然腐败的龟壳，没刻意清洗过和炮制过。中医认定这样的龟板滋补性劲勇，药效更好。

　　龟一直被奉为灵兽。鸿蒙四灵之一的玄武，便为龟和蛇兼容幻化。说到龟的灵性，又要拎出古人神神秘秘的逻辑，大龟背着厚重的壳，肉体之下有一层腹甲。壳朝天，腹甲接地，龟肉在天地当中，顺理成章地担当起灵媒职务。

　　所以古时人好用龟腹占卜。且据说带着它进入森林，不迷路。

　　想想真没道理，但道理决计不是想想就能定音的。它由时间来校验。古人坚信这些"无"的未知能量存在，他们习惯等待，当有一天这"无"果然被证实了，再把其划拨到"有"的科学范畴里。不抗拒世间任何可能性，是为真正的科学发展观。

　　古书上说：灵兽与神龙联袂，龟者介虫之长，龟板养血补心；龙阳物之至灵者也，枕中丹借二物之阴阳以补吾身之阴阳，假二物之灵气，以助吾心之灵气者。

他是龙

龟和龙充满离奇故事，像华夏世界的一千零一夜。故事绚烂，有些真意我们现在也未必明白。我曾在家乡跟朋友闲聊，她已为人母多年，尤记女儿小的时候，每至夜色降临便指向家中某处大哭，行径使人生愁。于是她带着女人寻遍医院，各项仪器也检查过，均得出结论为：没什么病。某日，她灵机一动，试着让女儿把看到的画在纸上。女儿提笔，沙沙沙地画。少顷画毕，举给妈妈看。

她说女儿的画里的，是一条龙。

在朋友的精心呵护下，女儿健康长大，再无"犯病"。这桩事，遂成了她遥远的迷局，只当作饭后闲谈，谁都不去计较。

但有件正经事这里要讲清楚，吞服枕中丹时，须用酒。大概龟板和龙骨硬烈，不好消化。酒味又辛、甘，性大热，似豪侠。它进入人的心经、肝经后，大鸣大放，打通血脉，消冷积，可以极大程度的释放枕中丹药性。形同药引。

【孔圣枕中丹】

配药：龙骨；败龟板；远志；菖蒲。

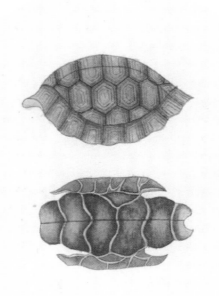

甲午生死劫

——记升麻鳖甲汤

卷首

若说中医在甲午年，为注定输家的我们赢回了一些
略带悲凄的面子，亦不为过。

但中医风骨，从来不讲输赢，它只要治人。

起于微末

中国大地上曾发生过一次怵目惊心的鼠疫，烈性到与公元 6 世纪"查士丁尼"瘟疫，与公元 14 世纪欧洲的"黑死病"一并拥入世界传染病史前排席位。

那是 1894 年，农历甲午年对我们这个民族绝不友善，蓄谋已久的风，终于在海面扬起硝烟巨浪，吹散清廷中兴绮梦。或许让大清统治集团窘掉下巴的，不光是输，而是输给了他们心中口中满不在乎的蕞尔小国——日本。

战争哪里肯讲情面，败的终局逼迫这东方大国痛改头面，否则万劫不复。而那早在同年三月发生的鼠疫，虽像猛兽，却渐渐隐入一重又一重的时代森林中，被世人遗忘。

因它到底是解决了。风波远了，不必再为之惊惧。

灾祸始于微末。实际于公元 1855 年，鼠疫就露出马脚，它起于云南，百姓哀鸿遍野。而此时的清廷很忙，大约忙着修园子和绞杀太平天国运动。无暇顾及远在边陲，由一只老鼠引发的人间疾苦。

老鼠是四处流窜的动物。它们孜孜不倦，将近跑了四十年之久，终于把疫情传到广州。

首位苦主，是广州某官员的儿媳妇。她的这份家世，方让后人有据可查。倘若换成平头百姓，疫情的哨声恐怕要延迟吹响很久。

今时我们从广州城市格局多少窥得见往昔的情状。大清朝的广州街道狭窄，且纵横交错。由于商业发达，广州人口过分稠密，往来者摩肩接踵。只要有时疫传开，后果一发而不可收拾。

果然，羊城鼠疫流行，蔓延远近。

那时的《申报》记者详细记录了感染者症状，说：当疫症初起时，身上生一恶核，大如青梅，小如绿豆，痛彻于心，顷刻间神志昏迷，不省人事。又说：所染之症，皆系两腿夹缝或两腋底或颈际起一毒核，初时只如虫所噬，转瞬间寒热交作，红肿异常，旋起有黑气一条，蜿蜒至要害处，随即夭亡。

上门瞧病的医生回家发病死了；前来奔丧的家人顷刻死了；病人的邻居不久也死了。时疫如同饕餮，吃人不歇。在案的死亡数目共为十一万人。

这数字并不精准，云南及鼠疫传染过程所致命的数目尚没有被统计，任其孤魂飘荡。

经由艺术作品，我们完成对死后地狱模样的构想，但很多时候地狱等不得我们死后相见。人间即地狱。

时疫雄心勃勃，跃过海峡直抵香港租界。清廷竟置之不理，只好靠着地方商会、乡绅族长、民间团体和老百姓同仇敌疫。此时西医亦加入自救阵营，先以冰敷降温，再切开肿块放脓治疗，收效甚微。

全都不行了，奇迹落在中医身上。

这话说出来大有歧义，仿佛中医化解当头劫难，是凭运气，极具偶然性。可我不忍删减，古今中医在关键时刻挺身而出，做出济世之举，太多了。

太多则不显，真正的中医又看不上广而告之，病来就医，治过不留。时间长久，是病人和中医自己两两相忘，都视为平常事了。

所以每当危急关头，中医力挽狂澜，我们总觉得发生了什么奇迹似的。天降大任，从不糊涂，世界哪有奇迹可等，不过是中医担得起。

生死豪战

特效药自《金匮要略》里找到了。找到的医家，是太平局十全堂的黎庇留、易巨荪、谭星缘。他们跟陈伯坛被后人称作"伤寒四大金刚"，扬名广州杏林。

难得同行感情甚笃，好基友，共进步。听闻是逢月夜，四人便秉残烛，饮豪酒，任门庭花落花开，畅聊伤寒。一时传为美谈。

中医医家们钟情逐古，平素专研古籍，遇到难题亦要去翻查古籍。这却也成为现今人质疑中医的由头：那么久远的治病方法管得了现代人吗？

答案是，非常管得了。

老祖宗留下的东西，岁月积淀，永远是华夏民族的底牌。

易巨荪复读《千金方》，发现了方剂"五香散"，上面写着主治岭南恶核，朝发暮死。

一语惊魂，这跟时下鼠疫症状相仿。书到用处，方觉值得，那五香散中有升麻、鳖甲两味，易巨荪机敏，看出五香散是以《金匮要略》中一方剂为主骨，加入些许香药而成。

他遂与黎庇留、谭星缘商度，合议出用药急方，乃《金匮要略方论·百合狐惑阴阳毒病证治第三》里面的"升麻鳖甲汤"。

沙场点兵，"必胜"是句壮胆量的话，想来易巨荪他们如履薄冰，在赌。赌注为广州百姓的身家性命，也包括自己。

老祖宗的经验，升麻鳖甲汤治阳毒之为病，面赤斑斑如锦纹，咽喉痛，唾脓血。除此外，古人另有文章，言瘟疫在暴热季节发生，即热毒，有虫咸仰。方子里该有蜀椒和雄黄。

故而选升麻、雄黄、甘草、鳖甲、蜀椒、当归。三位医家要用这升麻鳖甲汤，将鼠疫一军。其中升麻、雄黄、

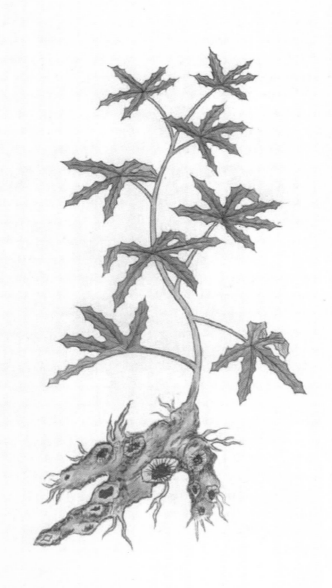

甘草是出了名的解毒药，三面黄金甲，单于破胆还。

升麻江湖有名号的，唤鬼脸升麻。它长相唬人，外黑内白，纹路狞厉，酷似鬼脸。这味药解百毒，辟温疾障邪。治的就是时气疫疠。

雄黄本身有毒，含硫化砷，加热后变成一味古来杀人必备良药——砒霜。但民间不曾因毒性而嫌弃它，喝雄黄酒，是我们端午佳节的传统。南方多蛇虫鼠蚁，端午一过，天气骤然升温，蛇虫鼠蚁则抖擞起精神，从洞中大摇大摆爬出来。人和某些动物，总难握手言和，共处一室。

端午喝雄黄酒为了驱邪虫，更算是一个提醒。自那日起，我们行走坐卧须注意安全了，不要被它们伤到。白素贞便是喝了雄黄酒显露原形，吓死丈夫，才飞到峨眉山盗仙草。这恐怕是人类驱得最大一条蛇，足可证明雄黄解毒杀虫，治寒热鼠瘘、恶疮疽痔，杀精物邪气的药用力度。

近代名医刘渡舟先生有一则医案，说山东有个人，患了伤寒，按常规开方却无效果，于是当地老医生取用鸡冠上的血，加一点雄黄粉，给病人喝下，登时病人发了一身的汗，病好了。刘先生道：雄黄解毒，主要让邪气从太阳而散。

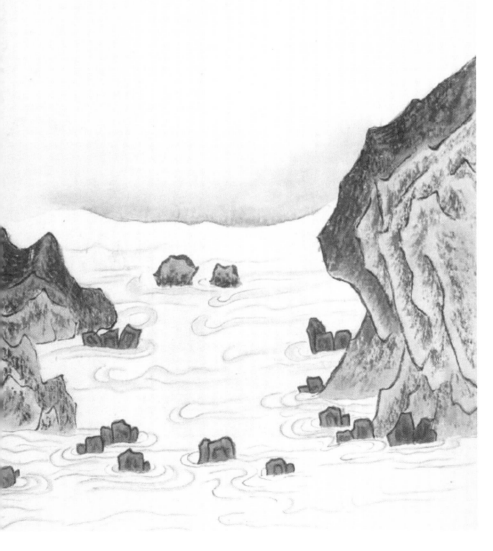

階州水窟雄黃

雄黄有毒，我们不怕。古人为获得一味好药，方法想尽了。要在水中研磨雄黄，有毒的砷化物溶于水，静置后，溶水的部分浮将上去，再倒出。这样雄黄的毒性便大大地减弱了。

这是一种炮制药材的方法，称"水飞法"。何况，中药不太鼓励个人英雄主义，我们大摆"龙门阵"，扬长避短，打配合战。

雄黄放入复方之中，与别药相互制衡，毒性再不必挂齿了。

升麻鳖甲汤中那味蜀椒，即花椒。我们跟它常在灶台锅里喜相逢。平常是调料，关键时刻它也是药。味辛温，药性归脾、胃、肾经。之所以伪装成调料，从药梯子里迈向厨房，因为它太有用了，不得不身兼数职。

巴蜀之地，阴气极大。去过四川地区的朋友都晓得，阴雨缠绵无尽。那雨细密如同织成的幔帐，似下不下，湿气黏在皮肤上甩不掉。

北方人很难忍受，没两天便生出湿疹。

满街飘扬的花椒味，是人们想方设法，在跟烟瘴气过招。

蜀
椒

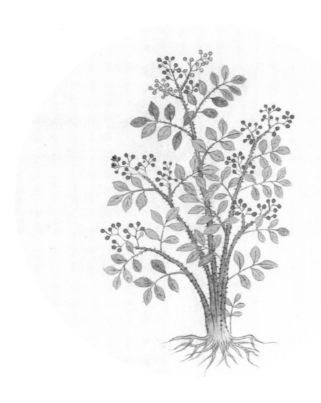

你既然弄不死我，我便世代昌隆，缔造天府之国了。

花椒于内治疗脘腹冷痛、呕吐泄泻、虫积腹痛；外用湿疹、阴痒。它戎马关山北，走窜力特别强，能生生把人受到邪湿之气逼出体外。升麻鳖甲汤主要用它的温中止痛透邪的才干。

花椒是中国土生产物，虽位列《神农本草经》中品，但仍有久服轻身，耐老增年的神鬼话傍身。醉心修仙的古人们也都肯当真，如获至宝，他们苦心经营，练出的丹砂金丸，实际汞含量极高，确有度人羽化之功效——毒发身亡。花椒恰好能收汞毒，比如水银流淌在地上，珠子般滚来滚去，难以收拾时，撒上点花椒，地上的水银珠子就拢住了。这可给了准仙人们放心吞丹服药的理由。

有花椒，他们似乎就不怕了。

而广州城的鼠疫感染者，身上皆有核（肿块）。是血中带毒，凝结而成的。升麻、雄黄、甘草、花椒在，瘟毒势必恶业将去。当归又给补上了血，鳖甲滋阴潜阳破肿块，退热除蒸。这两味药本来各有用处，整编混合又达到另一个作用——导引带路。好比军中的探子，把众药导引入血场中，顿时角声漫天血色里。生死豪战，由此始。

中医风骨

易巨荪的《集思医案》记载：升麻鳖甲汤分发给患者后，救活的人很多，无以合算。公元 1894 年，甲午战争败了，清廷落水狗一般半昏半寐，它的坏日子尚在后头。这时民间却合力踢开了鼠疫死局。

那不是清廷的花拳绣腿，那穿心退邪的金刚腿，是中医。

在鼠疫最猖獗的当口，外国人亦多求治于华医。因为中医治得好病。匈牙利人法来格，是粤海关税务司。他写过一份报告，称疫情初起之时，一经染及，多不能治，故殒命者甚多，华医群皆束手。迨至将止之际，华医已经探得病源，亦能设法疗治，故痊愈者日见其多。

改朝换代，势不可挡，封建制度适逢千年变局，不得不让位于新思潮。一个大时代，即将到来。而始终受古老文明滋育的中医，并没有随着清王朝的哀没一路崩塌殆尽。

若说中医在甲午年，为注定输家的我们赢回了一些略带悲凄的面子，亦不为过。但中医风骨，从来不讲输赢，它只要治人。无论大小时代，如此而已。

【升麻鳖甲汤】

配药：升麻；雄黄；甘草；鳖甲；蜀椒；当归。

失眠野狐禅

——记酸枣仁汤／朱雀汤

想必只有蜷缩至暗时刻，才感同身受那份沧迷之境，
抑郁之祸，无妄之灾。

前几年曾患失眠，最常听到安慰的话是：没事呀，别想太多就睡着了。可心里越不要去想，思绪就越如河中泥沙，翻来滚去。每见晨光自天边燃起，红霞漫漶，心是绝望的。

想必只有蜷缩至暗时刻，才感同身受那份沧迷之境，抑郁之祸，无妄之灾。

百般无奈，我服用了安定。不料一粒入坑，渐渐的，生理跟心理都放不下它了。

安定有抑制中枢系统兴奋之作用，当然立竿见影。它效果明显，短板跟效果亦同样明显。这种药坏在不知分寸，日复一日，我们的神经系统对药物剂量产生依恋，且上瘾。然后必要加码，再加码。身边有位好友失眠，从半粒安定增到一粒，至两粒、三粒……夜色凄茫，他一面纠结着，一面仰脖吞下白色药粒。

情状如同饮鸩，是绝望的延续和堆积。

仅把失眠作为"睡不着"看待，轻敌了。失眠表现方式多重，诱因亦不尽相同。中医里对此说辞甚多，有心肾不交，有阳不入阴，受环境压迫或心性促使人紧张，阴虚等导致。

还有一种颇戏剧性，它根本不属于失眠，是时差的问题。

我后来认清了安定面目，遂转身向老祖宗撒了个娇，讨一剂中药吃。

医书这样记录心肾不交。人的心主火，肾为水。水火相交,仿若《周易》中的一卦:水火既济。此为阴阳调和之象。反正得此卦者，算命先生会眉开眼笑地说，你要名利双收呀。古人拿身体当作宇宙来看待，诸多元素的生灭与循环乃一个宇宙的全部意义。水火元素循环自在，人睡得就香。

反之，也有一卦可以形容，唤"水火未济"。

身体内部系统罢工了，运化停滞、混乱，完不成既定任务，枕头上的我们便水深火热，没着没落地难眠。

关于阳不入阴。古人是把世间实体之物归为了阴，虚相的能量看作阳，好比手臂为阴，那么双手提起重物的力道则为阳。

天，地，人无穷变化统统以阴阳表达，是一种聪慧。

华夏民族的文化大抵由这一片片意向画风垒成，以容易理解的事物，指代表述不明的事物。化繁为简，但这有个前提，要求我们必须先明了意向。李白诗：浮云游子意，落日故人情。浮云与游子，落日和故人，本来不搭边，于我们却深情无限。不明了的，肯定一团糨糊，不知所云。很多中医上的事，成在意向，败也在意向。

阴阳之于人的生活，白天我们的行动是"阳气"主导，夜晚阳气便要沉入进阴之中，如同行船归港，预示着身体即将启动休息模式。若是阳不能入阴所引起的失眠，半夏可以治。那方子叫"半夏秫米汤"。

而当初我失眠的成因，怪不了心肾不交，跟阳不入阴也不相干，幕后黑手乃为"阴虚不调"。古方中两剂药对证治病："酸枣仁汤"和"朱雀汤"。

酸枣仁汤

坊间流传酸枣仁汤没什么用，权当饮料。不一定，药

酸
棗

剂有无疗效，得看配伍是否得当、药量是否足够，以及医者辨证是否精确。酸枣仁汤由酸枣仁、知母、茯苓、川芎、甘草组合而成，攻坚失眠。它主打酸枣仁，用量惊人，须两升之多。直白地说，要满满两大碗才盛得下它。说方剂无效，时有用药不足量之嫌疑。

酸枣仁汤主治肝血不足，心悸不安，虚烦失眠。

人的烦，好像是情绪上的问题。动辄坐立不安、手足躁动、遇事总心乱如麻，世上就没什么能看得顺眼……古人则把情绪看成体内诸元素运行的呈现，牵连甚广。烦的背后，是热在捣鬼。

中医有实热、虚热之分。身体里阳增多了，为实热。实热火大之时，要直接操起苦寒药削打，快意刀，不留情。如若阴高出来，阳气数值即便未有变化，但从阴阳比量来看，阳实在多了，此为虚热。

酸枣仁汤就用在虚热引烦而致使的失眠上。午夜时分，困意如约前来，我们却常做了负心人，失约身体。熬夜工作、追剧、刷网页……磨磨蹭蹭，忽然不想睡了。长此以往，血不回肝，也就彻底睡不了了，此时用酸枣仁汤正当时。

酸枣仁似牧羊人，把血赶回肝中。之后由川芎接棒，

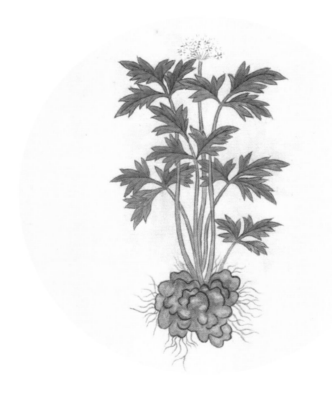

它如赛车彪猛，横冲开肝脏大门，又将其血载上头面。川芎的恣意，在其他小文中有表过，这里点到为止。西医觉得失眠症状往往跟大脑供氧相勾结，而这两味药彼此默契，完美解决了大脑供氧不足这一情况。

茯苓安神，知母清热泻火，滋阴润燥。熬大夜的人难免有口臭，又心神烦乱不堪，它们负责收拾烂摊子，让身心得以舒畅。

若要身心长久得以舒畅，不能只寄希望于药剂。最好的法门，是绝对听身心的话。身体与心自有意志，困了，饿了，疲惫了，会及时发布信号，我们须认真遵从：该吃饭吃饭，该睡觉睡觉，该休息休息。很多事我们都有选择的余地，在身体一项打勾，答案永远不会出错。

酸枣仁汤对付轻微阴虚失眠尚可，证候太嚣张，它则心有余力不足只好请"朱雀汤"拨乱反正。

朱雀汤

《伤寒论》查无此名，只有配伍相同的一剂"黄连阿胶汤"：阿胶、黄连、黄芩、鸡子黄和芍药。朱雀汤之名，出

黄
雌
鷄

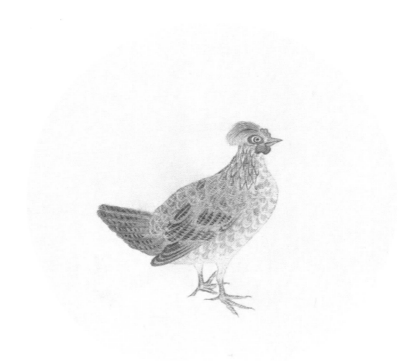

自敦煌遗书《辅行诀》，之外还有青龙、白虎、玄武三汤。

这倒很符合古人心思，四面神祇整整齐齐，药名亦不能有谁缺席。

医家张仲景落笔简洁，却力透纸背。他说朱雀汤主治心中烦，不得卧。可知，失眠程度已达辗转反侧，身体沾不得床的地步了。

那是肾阴亏虚，并夹带着心火亢盛的表现。

看来朱雀汤任重而道远，它不但滋阴安神、交通心肾，同时大力降火。

黄连和黄芩皆是清热燥湿，泻火解毒的药。苦能燥湿，寒可除热，不过现代人恐怕对泻火有误解。偶尔上火了，赶紧吃寒凉药，或苦菊苦瓜类食物，美滋滋地败火。谬以千里。

时代流迁，人便有了照应时代的生活方式，也便有了时代性的证候。今时人离不开冷饮、冷气、冷食，身体则趋于寒湿。不信，摸摸自己的小腹，大多人肚子的温度要比其他地方略低些。

肚子冷，火气受寒湿逼迫，无法如常循环，像戏文里

潞州黄芩

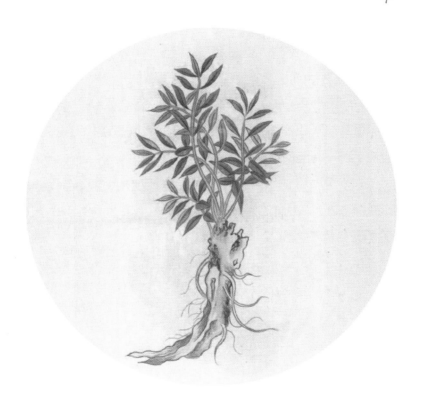

的林冲，走投无路，只好按龙泉血泪洒征袍，恨天涯一身流落。那火气急忙往上逃窜了。如此情由，再以凉药降火，看起来撤了火，很有效，根本却是越发的坏。实为雪上加霜。

什么样的体质，佐以什么样的药。这是中医辨证论治的功夫。

黄连为众苦药魁首，入脾胃，中医常以"对法"配药，来均衡它的寒性。如"姜连散"，是干姜配黄连；如"左金丸"，是黄连和吴茱萸的联姻。

黄芩走肺胃，主清上焦热，惯以"偶法"配药，它好似极有古典妇德，嫁鸡随鸡嫁叟随叟，药性全然随着对方来，没脾气。

据说黄芩，于关键时刻还救过李时珍的命。这可算大功一件，不然亦无后来的《本草纲目》了。

朱雀汤里有阿胶，骤然提升了方剂整体造价。阿胶金贵，跻身名媛补药行列。它确实滋阴、补血、润肺，可古时医家的观念与现在人大为不同，他们认为失了血才要考虑补血。单纯滋阴，仅靠吃肉绰绰有余，血肉乃有情之品，而如今我们似乎谁都不是很缺肉食，相反补得过了头。

身边吃各种花样阿胶产品的朋友不在少数，当他们向我安利，我的态度是闭口不言。因为说了也没用。

阿胶以山东省东阿县产出最为难得，并不因那里的驴身体好。是水好。

东阿县有座阿井，只此一水，凝聚力惊人。古人会觉得凝聚力强的水，分外安定。茶人有句楹联：从来名士能评水，自古高僧爱斗茶。茶依傍水而芳香，水与茶是木鱼和青磬的关系，一道鸣响，方唱出和光同尘的神曲。药剂亦仰仗着水，熬煎，化散，注入病患的身体。水便可以算作另一味药。

水凝聚力量的概念，不虚幻，是可以测算的。古代自有一套招法，大约往水里头丢铜钱，铜钱渐多，水涨出碗沿且不溢，则证实此水张力充盈，凝力强。

取安定的水，阿胶在朱雀汤中会功力大增——让血安定下来。

但有些药不同，须涣散的水。用长流水尤嫌不足，熬煎之前还要将这长流水上下激扬三千余次，以破坏它的凝聚力，故称之为"甘澜水"，亦称"劳水"。

万物皆有灵，灵即能量。是我们与天地之间的善意，不然人该多孤绝。

阿胶不能直接煮，要以热水慢慢烊化它，烊化翻译过来是蒸化，或以药液融化。故而煎朱雀汤时先放黄连、黄芩、芍药三味，待去渣后，再搁阿胶。

最后，汤剂稍微冷一些了，下两枚鸡子黄。

我曾闹过笑话，在药滚热的时候丢进蛋黄，于是做出一碗蛋花药汤。

药食本同源，鸡蛋黄气味厚重。厚重的东西中医拿来入阴。鸡蛋黄滋阴润燥，它能于芸芸滋阴润燥药中脱颖而出，甄入朱雀汤，当代医家倪海厦给出过一个解释，他说人的心中间有那么一滴血，定海神针般，镇住心阳。人惶惶不安，难以入眠，即是失去了心间那滴血。鸡蛋黄象形那滴血，借它来招魂回血。

一家言论，听之而已。不必深究。

倒是自古中医家对失眠症略有隐晦，说那是我们的灵魂正跟魔较劲，才闹得人不安生。

什么是魔呢？

禅宗有段公案，二祖慧可去见达摩，他病了，想达摩要一副"安心"法。达摩旋即道："把心来，与你安。"

慧可登时彻悟，心是根本拿不出来的，又何处有不安？

心不安，邪气闯了进来耀武扬威，这就是"魔"。一切心病最难医，好比白蛇和法海斗法，谁赢谁不赢，都是输。

心本来安稳，它之外无物，且光明。这样的话大概余姚王守仁先生当讲，我修持荒废，讲了也是野狐禅，只有顶礼的份。不如喝一碗药实惠，当下起效，换得一夜黑甜。

【酸枣仁汤】

配药：酸枣仁；茯苓；知母；川芎。

【朱雀汤】

配药：阿胶；黄连；黄芩；鸡子黄；芍药。

肉身药胆

——记助勇丹

卷首

古方助勇丹中八味药，与它们一一对峙，将病因连根拔去，
换来一枚威武的胆。

人的诸多品质中，最难能可贵的，应该是勇敢。有它占先，人才生出正直、坦诚、善良、爱憎分明等。相反，若一个人缺乏勇气，不肯言、不敢怒，我们就常讽刺为"胆小鬼"。

　　胆小的人不勇敢，看似戏谑而随意，却并非无中生有。人品之勇敢，同器官上的"胆"，在中医系统里不谋而合，勇敢是胆的结果，胆腑为勇之原因。

　　我少年时在东北，总听得老辈人讲，过去有经验的猎人取熊胆，从不急于杀。他们以各种方式激怒它，熊瞎子越凶猛愤怒，胆汁分泌得越多。这当口杀之，取出来的胆，药铺收价极高。

　　胆者，主决断也。

古书上，"决"又有旋涡的意思。从旋涡一般的困境中抽刀断水，片叶不留身，乃阔大无垠的真勇敢。

那么生来决断力不及格，被唤作胆小鬼是否有逆袭的机会？有的，清代医家陈士铎所作《石室秘录》里记录着一剂"助勇丹"，专业助勇百多年。

助勇丹主治少阳胆虚，胆怯不敢见人之症。近来翻阅资料，读到一篇医学临床实验论文，结论为：助勇丹在改善胆虚证之社交恐惧症患者的社交焦虑症状方面具有显著疗效。

文中提到社交恐惧，是古人未曾归纳过的证候。今时的"社恐"几乎普遍成一句流行语自嘲话，但它根本是病。病外表套上西服戴好墨镜，因时代而翻新，病因却不曾改变，仍为胆腑阳虚的缘故。简直换汤不换药。

而助勇丹的汤和药皆未换，八味配伍，分别有:熟地黄、白芍、当归、茯苓、肉桂、山茱萸、酸枣仁和白芥子。这八味药组合起来，好比武穆兵法，有完美的铺陈和攻守谋略。之前它没让恐惧占到便宜，如今恐惧在它面前，也永远只能是个输家。

肉身药胆

白芍／当归

白芍养肝，它对肝脏的承诺是不遗余力把血液往肝里头招引，并极具收敛功效。而当归补血，当归手中持着一把开启肝脏血仓的钥匙，关键时绝不犹豫，开仓放血。一个是引血大使，一个是放血尊者。于是血，有了动势。

生命在于运动，在于血液良性循环的运动。

两味药，本来不分伯仲，精诚合作着。可当归凭借一副好名姓，意外走红岁月。羡煞白芍。隋代有诗：柳条折尽花飞尽，借问行人归不归。我们熟知古人折柳以送别，却还有几味草药，在人与人情感的河流间，化作一叶扁舟，念念而过。

这里说的就是当归。古时候若你想让在异乡打拼的恋人回来，信中可寄一味"当归"，则是对他言明了意图"应该归来了"。那收到信函的人，若自己觉得大业尚未功成，还不能衣锦还乡，就寄回一味"远志"。传药达意，从魏晋时便兴盛起来的民间雅趣，又不失烟火情调，像生活里含情脉脉的私语。

是到了近现代，我们才仿照西方浮夸说几声我爱你，

白
芍
藥

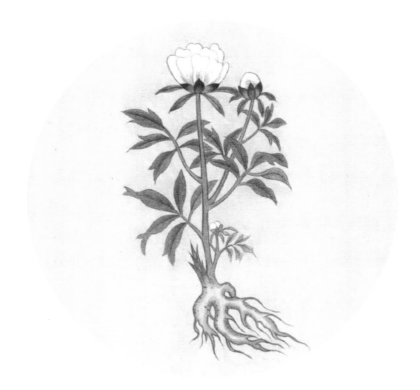

还说得不伦不类。

因为中国人的底片含蓄，我们善于深耕情感。在意识里，情感是一桩极幽隐，且沉厚深邃的大事。

问世间情为何物？它近乎宗教，要领悟。那些禅宗的公案，什么赵州茶、德山棒、临济喝，读起来毫无章法，云里雾里的。那是我们都还没有悟呢。

拿信中夹当归来说，只有明白了它的含意，方能体察寄信人之所盼。方有此心彼心，路远山遥，刹那之间，心心相印的深切动容。

否则夹上一个枯草药干，有什么稀罕。

人的情感，在物上栖息。人又从物中得到了一份非物的答案。这是把无形情愫，转化成有相的实物，再以物咏言、托物抒情。过程虽然辗转，可是情至于此，总算镀上了金身，肌理灿烂，无限意境了。

中国诗礼文章浩荡，其美学脱不开"意境"，无论是巧合，抑或必然走向这"意境之美"，需要文明怀揣着巨大的勇气。毕竟此事无以名状，懂得的人自然懂，不懂的人怎么也不会懂。它是最严苛的，亦是最宽怀的；是最玄妙的，亦是最坚固的。终究是我们自己的。

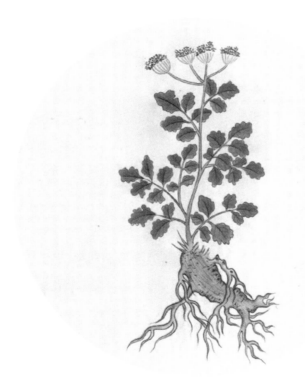

滁州當歸

079

茯苓 / 酸枣仁 / 山茱萸 / 白芥子

茯苓健脾；酸枣仁养肝，且安神。

山茱萸是入肝的良药。王维诗：遍插茱萸少一人。其中的"茱萸"，后世人众说纷纭，后来有了定论，并不是它。

那是"吴茱萸"。

每年农历九月初九，为重阳佳节。九九重阳，在古人心目中，那天世间的阴气最盛。阴气盛，邪祟丛生。为了躲避邪祟，保全一年安乐，他们要登高、望远，并以吴茱萸祛恶。

吴茱萸味辛辣。

辛辣之物大约自娘胎里就带着扫除魑魅魍魉的内力，白芥子味亦辛辣，在密宗里降魔伏妖的本事可见《散花渡痴》一文。

肉桂

肉桂香味奔放，内质油腻，药性向下沉降。

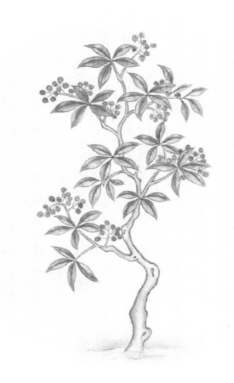

降到正好为命门煽风点火。

中医系统非常重视人的命门，它于两肾之间（腰中间）。

生而为人，我到先天自有一团能量。这团能量就储存于命门里，火似的燃烧，驱动着生命这辆大车向前奔驰。

可一日又一日地过去，先天能量一点再一点消减。仿佛纸抽盒，左抽一张，右抽一张。没事抽一张，无意间再一张。不知不觉，见底了。

四肢冰凉、腰酸背痛、夜尿次数增多、失眠多梦、耳鸣、性功能和记忆力减退，通常出现这些症状的时候，我们当然以为自己老了。实则，是身体在用一段激烈的剧情，昭示命门火衰。

人本来可以活得很久，前提是，我们要学会养生。

养生须先知道生命运行的原理。好比命门火，它将人体内水气蒸腾上去，大约上至后脑的位置。而我们的头面常露在外面，受阴气侵袭。

冷热相逢，引发一场大雨。

这雨为水精之气，在体内纷纷地落下。这是水的轮回。

天一生水，我们人身生的水，在命门。

不耗费命门生成的分寸元气，乃是养生之根本。

熟地黄

熟地黄的前尘，乃地黄。药力之霸道多次讲过，处于植被时已横行无忌，极大程度吸入厚土养分，致使土壤贫瘠。要休养十年，始可复种地黄。不然种出的地黄瘦小，味道苦涩，不具备足额药力。

黄土精气尽归其根。它滋阴、补血，治腰膝痿弱，劳嗽骨蒸，遗精崩漏，月经不调，消渴，耳聋目昏，但人无完人，药亦无足药。

地黄孤命性极寒，医家启用它之前，必先改造它，驾驭它，完善它。

于是便有了"九蒸九晒"法。

将地黄放在黑豆上面，反复蒸晒九次，地黄遭遇毁灭性打击，面容变得炭黑可怖。可塞翁失美颜，焉知非福。它度劫归来，褪去了自身的寒凉霸道，脱胎成性情和缓，温甘适宜的"熟地黄"。

它与人再没有八字相冲的龃龉。入药成方，彼此相安无事。

这八味中药该补的补，该疏的疏；该理的理，该调的调。是一组连环套，唯独没套上胆腑。它们的药性赫赫扬扬，竟然均与胆不相干。好像一位歌者，演技画艺精绝，就是不会唱歌。荒天下之谬，但在中医里，这并不荒谬。

因为胆须"隔脏（腑）治疗"。

人的胆如同一个囊状物，中空的。如此通道式脏腑，中医医家从不直接用药去补它，通常实施旁敲侧击，隔山打胆的策略。

故而方剂配药，专攻胆的好友们。

肝胆向来相照，两位器官常年眉来眼去，耳鬓厮磨。还有件乌龙事，我们以为胆汁是胆分泌的，不，是由肝分泌才对，胆只为它提供打尖服务。可见肝胆关系非同一般。两者五行又同属于木。

肝是阴木，胆为阳木。那么肝算胆的好友之一。

水生木，肾主水。此时肾脏已难逃群众慧眼。是其好友之二。

另胆汁有助于消化。一枚过于亢奋的胆，大剂量、不间断排出胆汁，将引发"胆汁反流性胃炎"，这病早晨起床，患者一嘴苦涩，类如现代版本的"卧薪尝胆"。终于，胃也

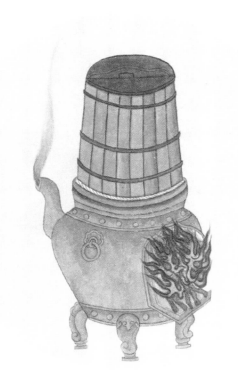

被卷了进来，脾胃同气连枝，它已被列入好友之三。

胆腑的亲密关系网：肝、肾、脾、胃全然浮出水面，古方助勇丹中八味药，与它们一一对峙，将病因连根拔去。

换来一枚威武的胆。

人生悠悠，几度春秋，好儿郎浑身是"胆"，自当勇敢。

【助勇丹】

配药：熟地黄；白芍；当归；茯苓；肉桂；山茱萸；酸枣仁；白芥子。

名垂野史

——记益多散

卷首

"益多散"从故纸堆里被挖出来，那医案实在不像话。

如同小报上一则荒诞而香艳的花边新闻。

益多本是人名。"益多散"从故纸堆里被挖出来，那医案实在不像话。如同小报上一则荒诞而香艳的花边新闻。

说华浮先生年有八十了，人老气衰，再没办法行巫山云雨事，更可悲的是他的老婆才五十岁，芳心难减，很放不下床第之欢。办法总比问题多，华夫人从高人手中得到一剂补药，却药刚配成，相公华浮就过身了。真是命里有时终须有，命里无时莫强求。

未亡人生活自是苦闷，而华夫人有一名老奴，唤益多，他七十五岁，腰屈发白，横行伛偻。华夫人动了恻隐之心，将补药赠与家奴。

未曾想，奇迹发生，益多吃了二十多天的药，腰板挺直，头发转黑，腿也不抽筋了，看起来像三十多岁的精壮小伙子。

寡妇的夜太长，华夫人很愿意听墙角，常听见益多与妻妾在房中惊天动地，难免哀怨。人的年纪愈大，经历愈多，诸多事情就看的愈开，益多的妻妾们竟极力撮合华夫人和自己老公行房。久旱逢甘霖，华夫人枯萎的肉体在益多身上找到了营养。二人春潮带雨晚来急，野渡无人舟自横。

后来不晓得发生了什么，华夫人幡然醒悟，觉得跟奴下私通太不耻，便一不做二不休，杀了益多。华夫人是个狠角色，杀就杀了吧，还断他的肢折其骨，遂看见浓稠的骨髓汩汩流出来……这可是年轻气旺之人方有的骨髓样态，由此证明那补药实在有效。

华夫人为开脱淫逸，及杀人大罪，将补药进献给皇帝……

看来这剂药以主人公"益多"命名，有道理的。是他凭一己之力，让益多散名垂野史。

中国人向来爱听传奇故事，如杨家将、李元霸、花木兰、沉鱼落雁的貂蝉云云，他们大多不存在，或是腾挪夸张的人物。但若论在民间的影响力，他们比历史还要大。可见经由艺术加工过的广告，传播性强，且持久广泛。

方剂益多散的"广告"，虽离奇，胜在有看点。扩容一番拿给今时某某网站，说不准点击量傲人，引发讨论。

凡爆炸性流行的东西，势必内容戳中了大众隐匿的穴。现实中得不到的，我们以另一种方式弥补。

男性功能成谜，那些只在青春期昙花一现的"大丈夫"，往后少不了药物助力。

益多散确为补药，可功效上从未标明它是一首春方。《医心方》卷二十八引《古今录验》，分明记录它主治男子腰屈发白，横行伛偻。壮阳效果是附赠的。赠品大红，乃益多散无心插柳，众人有意乘凉。

益多散配伍五味，为生地黄、桂心、炙甘草、苍术、干漆。皆尽《神农本草经》之上品药。

《神农本草经》对待上品药似乎有个共通话术，说常吃它们延年益寿，身轻回春。

拿干漆比喻，它续筋骨，填髓脑，安五脏。《神农本草经》最后大笔一挥，写道：久服轻身，耐老……怪道益多散能荣登回春补药头条，原来有这么多使人不老的草药加持。

那活泼的、青春的、炙热的、洋溢的少年感着实迷人，

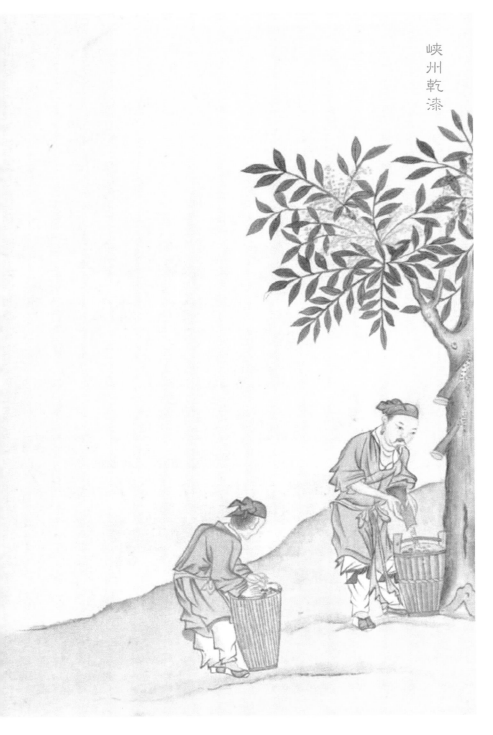

可韶华易过，便落魄封侯事，岁晚田园了；便雨中黄叶树，灯下白头人了。赤刺刺地苍凉起来，皆如《长生殿》老生的"弹词"戏码，不是慨叹就是忆往昔。全无生机。

这一项西方人看得开些，见他们年纪越大越要把美丽的颜色穿戴上身，越光闪闪的花枝招展，仿若跟时光达成和解，只要拥抱美好。

逝者如斯，寸寸光阴寸寸老，这是扛不过去的宇宙规矩。有人扬言长生童颜，有人以大把金钱献祭美容业和保健行当……实在是恐惧在作案。

一切因恐惧而奋力做的事，往往事与愿违。

承认，并接纳"老"，不等于缴械投降，自暴自弃。落花飞絮满江红，每段年岁如同风景，皆是清风好景，自有它的欢喜与蜜意。我们华夏民族最懂这个道理，所谓顺天应时，依"道"而行。大约有些概念日久被偷换了，有些人便混淆了。不老，跟活得有劲儿，是两码事。

从来我们骨子里畏惧的并非老，乃生命质量骤减。益多散好似禅宗当头棒，喝醒糊里糊涂的人。老就老吧，但要老得掷地有声。

自心至身，老得体面。

仍回到益多散，干漆想来我们并不陌生。博物馆里精美漆器上的大漆就是它。曾跟修文物的朋友闲聊，他说，每次修补旧品，或者业余时做点漆器小物什玩乐，手背和手臂都会起疹子，奇痒无比。因为生漆有毒。

药书说它去长虫，久服又是轻身耐老。于此早有人愤愤不平，如医家陶隐居先生就上诉说，毒烈的药，怎么能常吃，还耐老呢？

偌大医林，相互掐架的事情太多了。公说公有理，婆说婆有理。

生漆有毒，那么附子、细辛、生半夏……丹砂之流哪个无毒？就连看似单纯的甘草，像个和事佬般，于方剂中起调停诸药药性的作用，且尚有一段"毒"史。说一户农家人口众多，冬月里河塘干涸时，他们就到河里捡鲢鱼来吃。某次全家人跟往常一样煮鲢鱼汤。饭刚毕，便有位妇人感觉腹中饱闷不适，当然她也没太在意。次日清晨，合家人起床准备开始一天的劳作，这时有人发现那妇人全身僵硬，已在夜里死去。死得莫名其妙。

全家人疑惑，旋即报官查看。仵作验尸后，在煮鱼釜中发现四五寸长的甘草，不知哪个小孩子无意间手滑，把甘草丢进釜里去了。

杀人凶手，正是甘草。

甘草逢鲢鱼，使人毙命。同为民国的著名医家张锡纯先生亦主张，在用甘草后应该以戒鲢鱼为妥。

是药三分毒。药，用对了治病，下错了送命。中医微妙之处恰在于此。同样的方剂，因时因地因人，甚至因气运不同显效迥异，并没有一以概之的标准可遵循，靠的尽是医者本身修为和技艺。

它的特性约束住了真正求学的人。中医医者不论名扬四海，或小巷深藏，皆恪守本分，医术上技高人胆大；医德则谦逊谨慎，不敢造次。两种精神相互搀扶，令医道源远流长。

其实这也是桩大麻烦，为江湖骗子留足了余地。

中医常被后世诟病，因由于此。

故事中，益多散妙手，使益多老翁回春。因它补的是骨髓。

现代医学认为骨髓具有造血功能，若以中医来表述，是：骨髓充足，精血旺盛。

文火药香

而中医补髓的药并不多，如芝麻、天冬、鹿茸、干漆和地黄。其中生地黄也在益多散的配伍序列中。跟另几味药有所不同，它颇具霸总体质，能量之巨，只看它的"住处"便知。农人皆知，凡土地种植过地黄，采摘后土壤悉数变苦，无法他种。简直是我不要的地方，别人也得不到。

　　这土地经一年休养勉强可种植牛膝，再过一年时间方能种些山药了。直等上十年，土壤的味道才转变为甜，总算有资质复种地黄。

　　否则，种下的地黄形容枯瘦，不堪入药。

　　采摘地黄亦有讲究的。中医处处皆讲究"时"，因为时中带着"气"。

　　时气关乎一剂药之成败。

　　春天万物伸展，是木气盈发的月份。到了夏天"火气"盛大开来，催使枝繁叶茂。秋天"金气"当道，生命能量全然向根茎汇聚，此时正是采摘地黄入药最好的时节。而我们的肾又属金，古人一贯主张补肾强髓，所以入了益多散的生地黄，算是找到了适合自己天分的职场方向。

　　但孤木不成林，当团队合作时，它离不开干漆。

　　虽然地黄优势突出，坐拥逐血痹，填骨髓，长肌肉等

名垂野史

药效，却有个软肋，路痴。径自到人身体里，会分不清南北东西。干漆则修路通渠，再立好指示牌，引生地黄大步流星地向骨髓里奔去，干一番大事业。它们之间好似唐三藏西天取经，少不得有白龙马来驮他。药的相依，也似人世的成全。

成全地黄的是干漆，而且只能是它。

益多散的其余两味药，桂心引火归元，人体周身哪里堵塞了，火气浮荡出来，桂心负责抓它们回丹田；苍术燥湿散邪，据说房子生了霉菌，古人要火烧苍术来达到祛霉除菌的目的，益多散取其健脾胃之功效，有助于运化诸药药性。

益多散中多以寒凉药为主，生得一副铁胃铜脾才可久服，故生地黄入药前，须拿酒来渍。吞服益多散时也要用到酒，来解寒气。

欲先攻其事，必先利其器，选酒可不能含糊，我常选天门冬酿的酒，酿服法依孙真人《备急千金要方》所载："捣绞取汁一斗，渍曲二升，曲发，以糯米二斗，准家酿法造酒，春夏极冷下饭，秋冬温如人肌酘（dòu，酒再酿）之，酒熟，

沂
州
地
黄

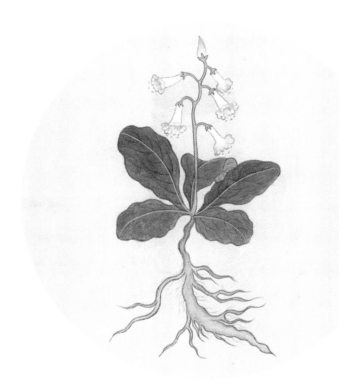

取清服一盏，常令酒气相接，勿至醉吐，慎生冷酢滑鸡猪鱼蒜，特慎鲤鱼，亦忌油腻。此是一斗汁法，余一石二石，亦准此以为大率。服药十日，觉身体隐疹大痒，二十日更大痒，三十日乃渐止，此皆是风气出去故也，四十日即觉身心朗然大快，似有所得，无十日更觉大快，当风坐卧，觉风不着人，身中诸风悉尽"

它兼得缩小毛孔、美白肤色、轻化色斑等好处。顺便延缓衰老。

明明立论接纳"老"这件事，但一有机会，剧情就反转了，还是要试着偷偷延缓一下。人心不比药老实，易反易复，会变的。

【益多散】

配药：生地黄；桂心；炙甘草；苍术；干漆。

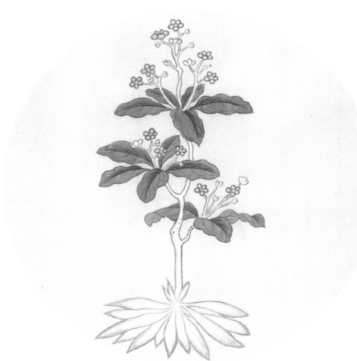

西京天門冬

惜命第一方

——记桂枝汤

古人惜命，今人怕死。

这两种态度的差别，于"感冒"上可见分明。

古人惜命，今人怕死。这两种态度的差别，于"感冒"上可见分明。

　　当出现头痛发热、出汗畏风、流涕干呕的症状时，我们几乎不必去医院，就能自诊为感冒。之后，通常的动作是随手抓几粒药服下，抑或信奉流行趋势，大量饮用维生素C。反正听旁人说过的，凡伤风感冒，七天之内病情便会好转，太过紧张，落下杞人忧天的笑柄。

　　跟感冒擦肩，古人不敢暴虎，不敢冯河。如同行走江湖，风雪中忽遇着一个天真嬉闹的小孩，看来不起眼，可那小孩正是要命的人。尼姑和尚、乞丐、小孩乃旧日武林三大禁忌。惊掉下巴的事皆发起于人的疏忽之间。

　　感冒大约由风、寒、湿、燥、暑和热引发而成。致病

文火药香

102

诱因偏左求向右，用药则南辕北辙。

过去人对此谨小慎微。这叫惜命。

医家张仲景先生整部《伤寒论》，探讨的就是这个。

伤寒，即一切外感病之总括。

此"寒"又不仅仅为寒冷，它是广义的表达，泛指邪气。孟子有句牢骚话：吾见亦罕矣，吾退而寒之者至矣。翻译过来是：我跟大王相见的太少了呀，我一离开，那些奸佞小人就会到他身旁。邪气大略等同奸佞小人，喜好趁虚而入。

小小"感冒"，内里却大有文章。《伤寒论》分门别类，诸如春天时逢感冒，兴许并不是眼下才患的病。远在隆冬，寒气已偷偷潜伏进肌理了，只是到了此刻显形而已。张仲景把它称之为温病。再迟一些，夏季发作，乃是暑病。

有的症状胸中无城府，等不及以后，迅雷不及地生起热来。一般这种情况，医家会询问患者身上是否出汗。

患者若答"出汗"，医家趁其不备，扬起手，一扇。

患者瑟缩怕风，是太阳中风，阳浮而阴弱无疑。须来一剂"桂枝汤"。

服桂枝汤时极其讲究。患者饮药后须喝粥，再盖上薄被。这画面勾起我孩提记忆，那时患感冒，爸妈做出强硬架势，必将我塞进厚厚的被窝里才罢休，说等捂出满身的汗，病自然就好了。

未必。没有桂枝汤，一味地捂汗，是民间断章取义。

中医系统相信人体表层存在着"卫气"。顾名思义：护卫肉身的能量。与卫气其利断金的兄弟唤"营气"，它具滋养功能，一说是血管内随血液流动的那股子能量，一说营气就是血液。

营卫联手驻扎起肉身堡垒，风邪宵小难以攻入。除非它魔高一尺，跟卫气势力不相伯仲了。于是敌我双方纠缠于身体表面。

正邪相争，难解难分。受苦的总是人。

此时我们会明显感觉到感冒的病症。

这营卫的风头还直接受脾胃影响。脾胃之气不足，就好像古来战事，不是哪方吼声高便得胜。关键在于粮草。营卫兵将没得饭吃，恐怕他们要唱起楚歌，思念家乡，斗志全然消解了。桂枝汤中五味药：桂枝、芍药、甘草、大枣和生姜。其生姜、大枣、芍药、甘草之药性都能挂得上脾胃。甘草仍然作为诸药间的话事人，东家长西家短，由它来平衡及调和。

而患者服药后喝下去的热粥，是五谷。

五谷调养脾胃，热粥祛寒，协同药性一并征伐风邪。一剂良方，犹如天罗地网，药是纵向的线，服药方法乃横向的纹，纵横交错密密缝织，桂枝汤疏而不漏。

古时候中医医家开具桂枝汤，定要把患者扣在医馆里，亲眼见着他服毕后，身上出了些许微汗，才肯放行让其归家。医家就怕患者不遵叮嘱，喝粥、盖被，只要忘记一项，药效不显，不但治不好病，连大夫的医术也会平白遭受非议。

这里所谓发汗，并不是发大汗。

微微出汗就行，表明身体营卫之气已经被药激活，由此打住，桂枝汤的任务圆满完成，接下来交给营卫。人可以自愈，这是中医的观念，药不过权宜之计。好比乘舟渡江河，药即为那条小舟。江河都渡过去了，小舟的功用随即结束。

渡江河的始终是人。继续往前走的也是人。

人生了病，西医常向外借力来打个翻身仗。我们则尽量减轻负担，最好不要再进补什么，好比"大观园"里头的姐妹患病，贾母会吩咐众人不必惊慌，叫她们清清静静饿几天就好了。中医用药，目的只为引动体内的营卫，然后让身体自己跟风邪算账去。所谓君子固密，华夏的文明体系始终深信，并决然依从这自然本有之正气。信它参与着人之全部的进退，取舍，破，立和生死。

　　于桂枝汤中挑大梁唱主角的药，是桂枝。即肉桂，我们做菜常见的佐料，圆筒形状，用药时取桂树中间部位的皮。

　　桂枝树意志刚毅，若被扒去了皮，过阵子还能长出新的来，似乎外皮没了不碍事，它灵魂还在。灵魂在，命便在。传说中广寒宫前吴刚砍的树，就是它。吴先生势必对此树怀恨在心，日夜苦役，也砍它不倒。好像天地另一端的西西弗斯，巨石是他永远的监牢。不过西西弗斯因绑架了死神，誓让世间不再有死亡而获罪，吴刚却因觊觎一个女人——嫦娥。

　　桂枝香烈。香乃正气，匡扶身心，祛除无望邪念。想来玉帝通晓药理，罚吴刚长年与桂枝为伍，以桂枝之香，驱赶走他的邪念。

　　由此可见玉皇大帝比西方诸神要用心良苦。

文火药香

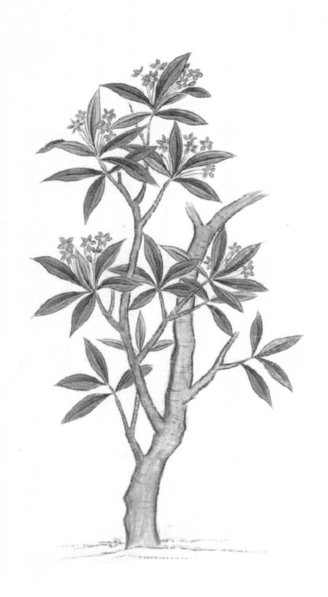

桂枝这味药，发汗解表，散寒止痛，通阳化气。桂枝汤中，它和白芍无间合作，桂枝打通气脉，气脉则不停地向外伸展，现代研究亦证实了桂枝能使人的心脏活力倍增，它加足马力将血液泵出，充盈全身。而白芍恰好具有收敛作用，把奔流于全身的气脉收回来，两种药性完成了闭环模式，仿佛在助人练习气功，气从来处来，气自去处去。而后功德"圆"满。

桂枝能被张元素青睐，称之为"春夏之尊药"，必不会是等闲之辈。在治疗疑难杂症上，它亦颇有建树。比如小孩子的疝气，是小肠掉进睾丸里头去了。这时要用到桂枝，另加十余蜘蛛来医治。《金匮要略》里唤此方为蜘蛛散。

说句题外话，《金匮要略》系《伤寒杂病论》的分身。自唐宋以后，《伤寒杂病论》一书为二，外感热病归于《伤寒论》；杂病部分给了《金匮要略》。

桂枝汤乃"万方之祖"。拿到这项荣誉绝无潜规则，它不但于《伤寒论》里排位前首，现实中亦应用广泛。老辈医家对这则古方看管得紧，不会让患者取走。

倒不是怕泄露。一旦患者把方子给了以为病情相同的

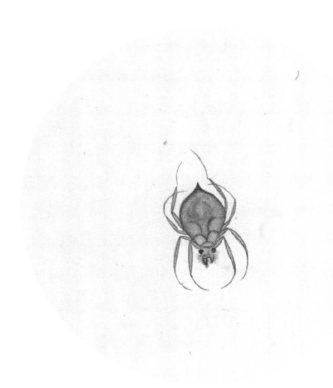

谁吃去，很容易坏事。

桂枝汤虽好，但不能乱吃。

有则公案，落在名医张锡纯头上，说某位老妪偶然感染了风寒，张锡纯就开具方剂为她治病，方子里有数钱桂枝，老妪服过后病很快就好了，她感觉这药方实在神奇，家里人还把它贴在了墙上，以备不时之需。

时光荏苒，不觉已从春至夏，那老妪又一次发病，病状跟上回差不多，家人图省事，就按照贴在墙上的方子抓药给她吃了。没想到老妪服用之后，吐血不止。

合家赶紧抬着老人找到张锡纯，经他一番救治，老妪才"药口脱险"，慢慢身体也有所好转。事罢，张锡纯捏了一把汗，感慨道："治病自用桂枝治夏季瘟病，可不戒哉（警戒恐惧）？误用桂枝则吐血，诚是确当之论。"

中医文明自先秦而来，香火未断，其实没什么特别法门，不过是历代医家们谨守规矩和讲究。这些规矩和讲究乃祖辈摸着石头过河总结下的经验，皆尽医药智慧。今时常有中医黑料被曝光，风浪不断。不能说祖辈的经验出现了问题，是人心坏了，滥竽充数的太多，盲信的又多。

《伤寒论》明确桂枝汤的禁忌是：禁生冷、黏滑、肉面、五辛、酒酪、臭恶等物。忌生冷无可厚非，之前说卫气强弱取决于脾胃，当人吃下生冷的食物，胃肠要费劲去暖它，消解它，耽误药力运化。但，禁忌波及肉面，令人不解。

或许有个缘由，古人生活条件有限，肉是稀罕物，不容易吃到，肠胃功能尚没习惯对付肉面，故肉面也被列在其中。

任何一剂药方，从配伍到服用至禁忌，它前生今世，古人悟透了，想绝了，穷尽了。这是医家的厚道，亦是中医对生命的珍惜。

【 生脉散 】

配药：桂枝；白芍；大枣；生姜；炙甘草。

水逆退散

——记五苓散

卷首

水在体内肯不散去，好似一抹幽魂，既不为溺，
也生不了津，跟身体杠上了，化为彻头彻尾的邪气。

水不可多喝。这是一句跟现代观念背道而驰的话，却是中医的老实话。

　　食物和水，古人不肯将它们分开的，合算成"水谷"。水谷进入胃，经由胃厮磨消化，于是供给全身的养分便产生了。它是水谷精微之气。

　　我们的文化，大抵对"精微"有情节，一步步从哲学衍到了形容身体和感情上来。《大学》里致知格物，要人穷尽天下事物之原理。费一通大劲儿，为的是致广大而尽精微。原来格物种种乃过程，通达精微的心性才是人真正需要的。

　　感情粗放，对精微自心完全无认知，人生不过一场混沌。

　　人混沌，身体从不含糊，当"胃站"告一段落后，水谷精微之气被送往脾脏。脾担负起分配工作，清气上输至肺，肺主皮毛，如运动后出汗，是肺的作用；浊的部分向下给了肾、小肠，其中残余再通过膀胱排泄出去。

古时医家不曾在实验室解剖，但他们就是知道完整的系统流程。

这流程时有阻碍，人便生得一种病，口很渴，等水端到嘴边了又不想喝，一旦喝下即会呕吐难受，此为典型的"水逆"。初闻似乎是不可能存在的证候，但自己患过一次，领教了它的厉害。这病临床甚多见，尤其在肾内科住院的患者之中。

水逆病因由水湿内盛，膀胱气化不利所致。于是我们感冒后亦容易沾染。

水在体内肯不散去，好似一抹幽魂，既不为溺，也生不了津，跟身体杠上了，化为彻头彻尾的邪气。正邪本来孪生，藩篱之间，就看谁多看向谁一眼，电光石火间，叛变了。

水邪泛滥向肌肤，随即引发人水肿。

今时我们喜欢用某些标准衡量健康，一个人每日必喝多少杯水；须补充多少维生素；要做多少运动。我认识位顶疯魔的朋友全部按照科学书本上的克数喂褓褓婴孩，后来把亲生孩子养得面黄肌瘦，才肯迷途知返。

人的事最难标准。人非机器，制造出多少部都一个样。我们交臂非故，用赫拉克利特的话解释是，没有人能两次踏进同样一条河流。生命量体裁衣，吃喝多少，忧欢几分，走到十字路口该如何选择，谁都不必听。听自己的。

我们唯一不变的，是变化。而这变化只有自己清楚。

患了水逆病，治法不难，用"五苓散"。所谓五苓散，即有五味中药，分别是：茯苓、猪苓、白术、泽泻、桂枝。它们彼此惺惺相惜，联合起来利水渗湿，温阳化气，专门治理水患。

茯苓与猪苓虽皆尽"苓"字辈分，气质却天旋地别。茯苓寄宿于松树之下，松树四时长青，似乎外界力量无法撼动它的信念，常伴这种树左右，茯苓也继承其衣钵。它能量坚固，不随变化而更迭。遂古时候称它"伏灵"。

伏得起灵魂，当然意志毅绝。阳虚的人，水停蓄在身体里，以茯苓破之。

猪苓样貌破丑陋，如同猪粪一般。但药不可貌相，它

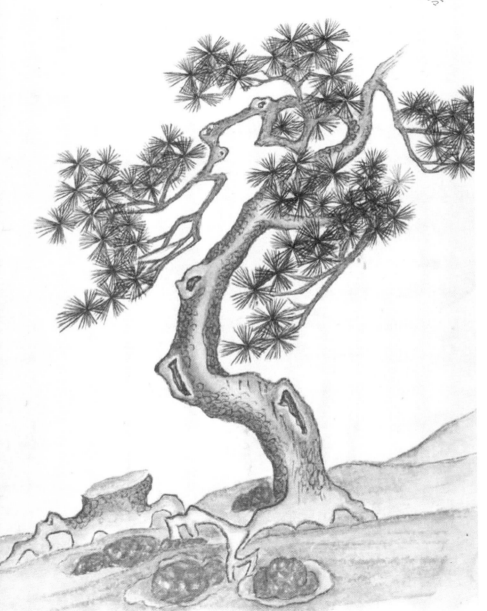

西京茯苓

寄宿在枫树下面。时逢秋季，枫树旋即散开漫天漫地的黄红，像侵进染料，颜色哗啦啦地不同了。这跟茯苓性格相反，猪苓随风俯仰，环境一变它就变了。

乡间古老的枫树易结瘤子，传说用枫树瘤子雕刻的神像，特别灵验。因鬼神喜欢附着在它上面修炼。猪苓偏阴，故阴盛的人，水鼓荡在身体里，选猪苓应对。

五苓散照单全收，要茯苓、猪苓两味药叠加的利水渗湿功法。好似水泊梁山招纳一百单八将，不必问性情，只要有颗救世的心，皆大英雄。

那茯苓药性又与白术投契，两味药广开水路。体内所囤积的水湿忽然找见了出口，奔流直下。

不仅如此，凝结精微之气的脾胃，五苓散亦顾及到。人出现水逆状，可能是脾大意了，它没履行好责任，故而用白术补脾胃燥湿。

脾胃的功能日趋强劲，当面对滔滔大水，便不再力不从心。

泽泻一味，很符合中国人的精神偏好。它生长于水湾之中，水湾淤泥层错，鱼虾重生，三教九流往来无碍。这

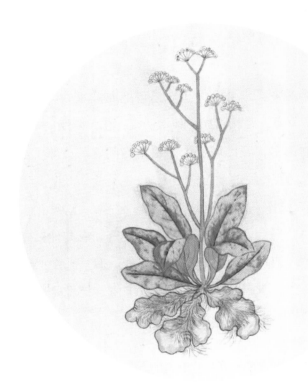

澤瀉

般复杂的处境并未对它造成什么影响，反倒显出泽泻的稳韧和高洁的品质。它始终拒绝同流合污，有生之年自觉担任起环卫角色，净化周遭水源，使所在区域水质清明。

泽泻根茎被淤泥纠缠，取它的茎部入药，内里竟然不沾染半星迂腐，叫人不由得想到周敦颐笔下出淤泥而不染的莲。

泽泻是个激浊扬清的药中大才，可把血液里的污垢代谢掉，同时长驱直入肾和膀胱，利水渗湿，化沉降脂。

于人体内治水，好比现实中解决水患问题。该厚实的堤坝加强起来，要疏通的地方清理干净。

乃剩下"桂枝"，最后提到它，并非轻视。《伤寒论》中所涉猎的每味中药，都有意义，从无累赘。或与他药相互配合、牵制，或特立独行，或导引药性。似乎一个必然世界，偶然被张仲景发现，他不像是著书者，更像是阅过誊抄的人。

桂枝在其他文章中出现过，这味药，为精微之气恢复运行提供"势"上的动能，其药性峻烈，轻松打跑邪气。张仲景先生极为看重桂枝，著作中多达七十六处提到它，它发汗解表，散寒止痛，通阳化气。在张仲景的时代还不分肉桂和桂枝，后来才把肉桂嫩枝划拨出来，遂成桂枝。它跟膀胱积水证候是天生的对头。

人排尿，有赖于肾阳气蒸腾着膀胱，使之形成压力后，将废液排出身外。桂枝所具通阳化气功效，仿佛是专为此病预备下的，针尖对上了麦芒。

五苓散要以白饮，简单说就是药随着稀饭喝下去。再较真的说法，此药须着熬粥上面的白白的米糊进入身体。

那米糊亦为谷物精华，带着精微之气。让我想起小时候某某住院了，没什么食欲，家人就给他做米糊吃。米糊糊养人，是民间自发形成的观念。

汤药也属于液体，以米糊服饮五苓散的古怪吃法，实在狡猾，一似项庄舞剑，意在沛公。张仲景先用米糊来欺骗身体，好像在说，这不是水液哦，这是精微之气哦。于是身体上当了，不再排斥，开放入口接纳药剂。

一失足成千古恨，但凡喝下五苓散，哪还轮得上病症叫嚷的份，只好束手就擒。其后，患者则放心大胆的饮暖水，为了发汗，体表的邪气会跟着汗水一道魂飞魄散。

水乃生命之本，可水多了照样伤身。"多"未必好，过犹则不及。今时人一味贪多，物质太多，占有太多，欲望太多，堆积的就太多。而在这尘嚣人间里，我们真正需要的，其实并不多。

【五苓散】

配药：茯苓；猪苓；白术；泽泻；桂枝。

都在药里
——记炙甘草汤

卷首

现代的潮流病，没有早一步亦不曾晚一步，
正中古方炙甘草汤下怀。
这把火烧得及时，又很亮烈。

日落而息，被当下年轻人看成太落伍的模板。大把夜色，不加个班，或去酒肆纵情玩乐，岂非辜负了好光阴。但光阴不会白白辜负，它有代价。

　　熬夜的后遗症如影随形，诸如焦躁、疲惫倦累、上火和措手不及的心慌感。

　　现代的潮流病，没有早一步亦不曾晚一步，正中古方炙甘草汤下怀。这把火烧得及时，又很亮烈。

　　炙甘草汤里有枣三十枚。张仲景起用大枣，看中它是一名经验老到的导游，能将药性引入血液。且为了益气滋阴，需要三十枚这么多。

　　对待数字，古人有着自己的心思，看似荒诞，却也衍

文火药香

大
棗

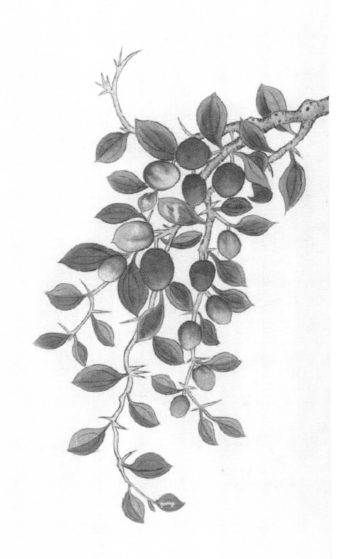

成体系。《易》便是以数字加减出一个宇宙，后来《大小六壬》《梅花易数》《增删卜易》云云均离不开"数"。有人诟病中国古代缺乏数学研究，实在昧良心。

我们有，只是更多的时候把数学用在了别处。

比如三十枚大枣，系由阴数二、四、六、八、十累计而成。数术相连接，产生某种能量，古代医家认为合乎了这份能量，药才达得到超然的效果。再比如"当归四逆汤"，其中大枣用了二十五枚，为阳数相加。此方有回阳救逆的大功德。

炙甘草汤是一剂补血的黄金方。至少遍寻《伤寒论》，我再找不出比它补血效果蛮勇的药。它的幕后大佬，为阿胶和生地黄。

暂借西方医学一用，阿胶大概补血小板，使血液迅速凝固；生地黄补骨髓里面的血浆，让血容量增大。两味药于"益多散"和"朱雀汤"的小文中皆有提及，它们补血效能力拔山河。在炙甘草汤里用量又奇大无比，单生地黄就要一斤之巨。

汉朝的一斤约等于今时半斤。若将九味配伍按计量悉数塞入煎药罐中，场面十分气概，居然有北方火锅的既视感。

补血方，《伤寒论》还记有"四物汤"，可论补益功力则差以万千。四物汤唯一生血的药是熟地黄，其余的全在行血。打个难为情的比方，两副炙甘草汤，抵得过服下几个月的四物汤。黄金补血方，实至名归。

方剂中麦冬和火麻仁，同阿胶合作用于滋心阴。这是后人解炙甘草汤方论里的话。我则对火麻仁生疑，它本为五谷之首，是麻、麦、稷、黍、豆的麻，作为食品麻仁榨油熬粥，亦能制成衣服、纸张，还具备润肠通便的药性，"如脾约麻仁丸"。

它可算全方位、多领域为人类服务，只是被纳入炙甘草汤配伍之内，理由恍惚不明。古今医家于此亦众说纷纭，权当悬案吧。

麦冬清心凉润，善补肺胃，在方剂"生脉散"中做了回带头大哥，领着人参和五味子为魄力充电，功不可没。而张仲景在这里取它，却别有用心。

麦冬入虚里。

虚里，《素问》给过一个解释，说乃胃之大络。虚里在乳头之下，约么一二指宽的地方（肋骨间隙），也是中医脉诊的一个部位。我尝试过好几回，很难真的摸到虚里。它生性羞涩而挑剔，如果搭脉之人不能绝对的心平气和，略微有一星半点浮躁，则无缘相见。

所谓脉象，身体各处都有。古时医家搭脉，也不光只在手腕方寸做功夫。可惜如今多半失传了。

虚里脉储存着人的宗气，用时髦点的词说，是"心肺功能"。虚里脉绝，则心气衰败无几了。麦冬既然入虚里，《神农本草经》又有明文公示，它治胃络脉绝，那么气短心慌、乏力疲倦、脉快或慢的心气虚重病症，即在它的调愈势力范围之内。

麦冬的前身，不过门前台阶旁小草，并不起眼，也不高贵。谁想得到待百炼成了药，似乎到哪个方剂里，它都是"带头大哥"，皆位高权重。

时移世异，人亦如此。

佛道两家总愿劝俗人珍惜生命，说人身难得。人身好似在无垠大海中游荡的一只盲龟，海上漂浮起木板，木板有孔。盲龟浑浑噩噩，哪里晓得方向。某一天，它的脑袋伸出来，可能是想透透气，却正扣进那木板孔洞里。这是佛经里讲的，说得到我们的身体，难于盲龟浮木。

大概超脱，抑或往超脱之路精进的人，回顾生命的种种，

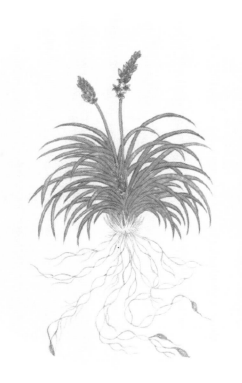

皆要怜悯此身。

肉身昼夜劳作，全年无休。它确该是我们最应爱惜的。

所以"自私"是个好品质。不懂自私，不配为人。这样看来，现代的"人"实在不多了。那些无夜不欢，不睡成瘾的"人"，终于熬过了身体造血产值的高峰期，弄得一身病痛，还须仰仗炙甘草汤益气滋阴（补血），通阳复脉。

煎熬炙甘草汤务必用酒。张仲景强调以清酒七升，配以水八升。清酒就是米酒，古时制米酒，头年冬天要酿好，不喝，静置到次年春。一季的沉淀，瓮坛中米酒清浊分明开了，人便把不浑浊的那部分取出来，留待饮醉。

今天酿酒技术精良，选黄酒、高粱酒、白酒佐药即可。

此处的酒，是用来逆转生地黄寒凉属性的。生地黄入药前经由的九蒸九晒，是到了南北朝时期才有，东汉尚无此法。故张仲景药书中满眼是生地黄。

然，生地黄逍遥腹中，简直把肠胃寒凝住，使人茶饭不思，病还没痊愈，人先饿死了。这个棘手问题，张仲景老人家拿酒解决了。

方剂流传至今，熬煎炙甘草汤的时候，还没有把这七升的酒废掉。我想因为较难确定买来的熟地黄是否真的经历了九蒸九晒。差一回，就多一重危险。小心为妙。

药是一把双刃刀，吹毛刃断，也容易被它误伤。

即便有酒，我们亦不能放松对胃肠的呵护，服炙甘草汤间或，要戒冷饮和水果。另外，睡前是不能饮药的，据说很容易导致胃酸反流症。

城市灯火辉煌，我们作出来的病，交由老方子。然炙甘草汤治得病，却改不了命，更拧不过现代迷幻的节奏和荒腔走板的生活。

它顶多作为一则招牌千多年依然耸立着，以提醒我们，好好活着是一辈子的紧要事。其余的都不算事。

这苦口婆心的话，都在药里了。

【 炙甘草汤 】

配药：炙甘草；人参；阿胶；生姜；桂枝；麦冬；火麻仁；生地黄；大枣。

都在药里

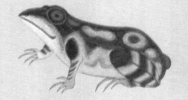

辑二

成仙时代

——记金液丹

在古人眼目中，炼丹成仙才是正经事，
治病纯属意外。

古人有项爱好——做神仙。

千古大帝秦始皇就被徐福等方士忽悠得五迷三道，数度集童男女，迎风海上，寻仙访道。

但嬴政实在不算最惨。

汉武帝在弥留当口才完全明白过来，他说："向时愚惑，为方士所欺，天下岂有仙人？"这话绝对是他咬着双唇从牙缝里挤出来的。在成为神仙这个大坑里，刘彻的文治武功皆废，将死方悟。

他早前钟情李方士。李是个奇人，说自己曾遇见过仙人安期生，安老常给他吃如瓜大小的枣子，得以童颜不改，长生免死。说完，遂向汉武帝进贡"祠灶却老方"，并鼓动刘彻从今往后，"金丹"不能停。

文火药香

刘彻待李方士比亲兄弟还亲，可惜不久，李少君生病死了。这么大的漏洞摆在跟前，刘彻不思反省，还忙着纠正众人的非议，说李方士那不叫死，是羽化飞入太虚了。执迷不悟，刘彻遂招来方士八方传销班底，轮流哄骗，如少翁、游水发根、栾大等人。

可他却还是没逃过生老病死的了局。

汉武帝统治前后，丹学道术以不挡之势，启立门派，于贵族和民间风行。确切地说，先秦已有了苗头，西汉初期炼丹术正式登上历史舞台，东汉的魏伯阳撰写《周易参同契》，为其提供理论依傍。既然找到神仙的机会渺茫，不如我们自己来吧，取自然精物，纳日月气运，一朝褪去凡骨，腾云驾雾，喜乐齐天。

大约古人就是这么考虑的，于是开始了炼丹大业。

丹药分内外。内丹派搞的是炼精化气、炼气化神、炼神还虚，所谓"三花聚鼎"那一套，要运转身体大小周天，将气凝于丹田。丹田还有上、中、下之区别，复杂得很；丹鼎派以炼丹为主，看得见摸得着，比较实惠。炼丹则用雄黄、曾青、胆矾、矾石、云母、磁石、铁、锡、砷等。

全是矿石，个个年岁超过亿万年，足够分量称之为自然精物。

石，五行属金，古人把"金"这种符号所代表的精物，定义为吸正土之气。同时，金象征着能量的凝聚，比如秋天就主金，万物能量凝聚成植物的果实。

到底山海的那边有没有住着神仙？我在书里频繁读到过，听老辈人绘声绘色讲过，只是个人修为太浅，不曾见过。但丹鼎派的苦心孤诣，倒为华夏大地的化学和医学启蒙留下了星星之火。

火药源自他们，无须怀疑。孙思邈先是炼丹家，兼职医家。一黄二硝三木炭，以伏火法炼之，写在他的《丹经内伏硫黄法》里，这便是最早的火药配方。据说已被证实，此配方对某类心血管疾病有奇效。

而在古人眼目中，炼丹成仙才是正经事，治病纯属意外。却也敷衍出石头药，跟草木药，跟血肉有情的昆虫动物药三足鼎立，并撑起中药大宇宙。

火药成分中那一黄，指硫黄。它味酸，有毒，但深受方士和医家们的集体宠爱。因硫黄作为药身，大补阳气。

廣州石硫黃

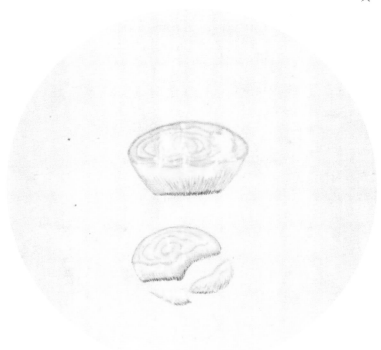

阳即能量，是天地中眼不见的部分。眼见为实的，古人用"阴"来代表。中医系统里，有些药治的是阴，有些药看顾于阳。

　　硫黄补阳功效可与炮附子相较量。炮附子用不好，容易上火，并引发口干舌燥、溃疡等反应。硫黄却不，这算它的好处。不好的地方是，难炼取。

　　要从石头当中抽取出一点药性，在古老的世代，几乎不可能。

　　而葛洪提供一份极有可能性的方案是现今能查到的最早的炼硫记录。他把硫黄倒入干锅，以火烧三天三夜，硫黄投降了，化为绕指柔般的液体。

　　将这液体埋进地底下，古人了解大地的力量足够吸去炽盛火气。何止古人，我去江西一代，见农家做油炸糯米丸子，炸好了是要把盛丸子的簸箕放到地上，晾着。

　　问其原因，农人则回答："去火气啦，不然吃着上火。"

　　我想所有的文化与文明，皆要细碎进生活里去，变成世俗的烟火，无功利，平常又有无知的自觉，这才是意义所在，才得以流传。只撰写入书籍，如同博物馆陈列的雕塑，供后人瞻仰，那是文化文明的遗产。没活性，群众基础也差，生命只好戛然，固封，沦为标本。

中医是问渠那得清如许，为有源头活水来。任江湖风雨，它也不要做标本的。

从泥土里撬出硫黄，再次拿火来烧，这样反复操作，硫黄百炼成淡金色块状物，此时它便能入药了。

遂"金液丹"现世。

金液丹以硫黄单独成药，能治一切疑难杂症，有起死回生之功。

是神仙药无疑。宋代医家窦材起初读到《博济方》所提及金液丹的疗效也不肯相信，后来经过验证，他服了，说凡我同志请试验之，自见奇效。

实践当然是检验真理的唯一标准。

同时代药家寇宗奭记录过两位患者的医案。少年戒之在色，说曾经有两个人没能戒住，少年时沉迷于酒色，石榴裙下好度日，转眼青春不再。

可欠下的债，始终要还。等到他们五十多岁，皆气血虚损，大概距咽气只有半步远了，每日人不人鬼不鬼。

当听闻金液丹的功效，他们迫不及待找来服下。

成仙时代

果真比独参汤还管用，服过几次，两人的身体有所好转。但后来一个活到八十岁，另一个只五六年就死去了。

　　那位短寿的仁兄，见自己完全康复了，便老骥长嘶，再战风月场。红绡帐里，策马扬鞭，于是一命呜呼。自作孽，他的死赖不到金液丹头上。

　　金液丹好用，制法也相当考究。要硫黄十斤，放入铜锅熬化了，再用麻布滤净后，将其倾倒入水中。熬与倾倒的过程须七次之数，才能进行研磨的步骤。待研磨细腻，把硫黄投入炼丹专用的阳城罐之内。

　　罐子的密封很重要，否则药性会飘散，便前功尽弃了。古人会拿铁丝扎紧盖顶，罐外以盐泥封实。

　　堡垒般的阳城罐放于炉上，慢火文它，烈火烘烧它。一炷香的功夫，把它埋进土地之下。三日，撬出，接着研磨成粉。细粉蒸饼，搓为丸。

　　炼丹药，仿佛一场行为艺术表演。单调的动作，随着整个表演完成，生长出现实的意义。

　　竟有人将这金液丹列入家法。明文规定，家中不管老幼，不管有病抑或没病，早晚必须吃它，好像现代人服用多种维生素药丸。

不知那家老幼，日日享服丹药，身体究竟如何了。世人皆能吃的药，那肯定不是药，而是大米饭。扬言所有人吃了都有好处的药，必然一场骗局。

北宋药学家苏颂说得明白，金液丹乃温阳壮阳的药，对于阳虚体质，因阴寒过盛引致肿瘤、风湿痹证、关节疼痛、畏寒阳弱等，效果均绝妙。但正常体质的人吃了，或者吃多了，极易阳毒内盛。

历史上服丹药而死，而疯的，名单好长好长。有的是宁愿一疯，有的醉生梦死，有的则稀里糊涂。

炼丹吞药，古人从不拐弯抹角，就是为了做神仙。不好说他们愚昧与否。

春秋战乱，魏晋权谋，即便时逢盛世，也有天灾病祸，寿数穷尽的哀伤。人身实在渺小，生死无常且速极，那么就以精神的磅礴来挽回残酷的世界。

我们创造一个神仙的时代。到那里去。

其实中国人心中的神仙，并非高高在上，不可一世的权威象征。张之翰词：但杯中有酒，何分贤圣。心头无事，便是神仙。

在古人的观念里，神仙、鬼魅、生者、死者就在我们身边，神仙跟凡人一般喝酒游舟，赏四时风物，叹落花无情。但他们却有能力享人世的美好，却不沾带人世的糟粕。

与其说古人创造了绚烂天真的童话，不如说这是我们对生命的一份私情。能扬长而去，能遨游于太空，能长生不老，能混迹人群眉间无一字愁该多好啊。

又多么异想天开。

这份私情在唐王朝达至顶峰，后世几经升落，到了清代才消停了。而依附神仙诞生的丹药一直存在着。仙神幻灭，幸存下来的，更具药用价值。

硫黄成药，除金液丹外，有"半硫丸"，以半夏硫黄配伍，治老年人便秘；有"五石乌头丸"，治劳冷宿寒，风湿诸病，并对肿瘤有效。

硫黄粉我吃过它的。预料之中的不好吃。它难以下咽，建议服过后最好取消全部社交活动，因为那药性，勾结起屁和粪便，连绵不绝。

但不多日，则身如浮柳春蝶，有轻盈爽朗的感受。

我实在没敢多吃，金石药跟胃肠是一对冤家，冤家路窄，我唯恐胃肠受不住它们的刁难，便浅丹药辄止了。

看来，欲意到山海的那边做个快乐的神仙，须先有一副好胃肠。

【 金液丹 】

配药：硫黄。

被嫌弃的它们

——记粪溺方

卷首

世事就是这么毫无道理，又荒谬得恰到好处。
我们永远不知遇到谁就改变了命运，
也不好斩钉截铁地说——绝不吃屎。

香主正气。

中医里大凡芳香的药，多数在功效上要赘一笔"辟邪除秽"。而这人世间仿若镜面，万物是照花前后镜，花面交相映。有正便有反；有爱即有恨，有现实亦有梦幻。

那么有馥郁芬芳的药，就缺不得臊臭熏天，令人掩鼻作吐的药。

是的。虽然始终被嫌弃着，但它们毫不客气，当仁为药，能治病疗伤，并堂而皇之跻身医典。它们是：粪便、人溺、津唾等。

自然齐物

夜明砂，乃蝙蝠粪便也。古人认为蝙蝠昼伏夜出，于我们伸手不见五指的黑暗里，能轻松捕获食物，可见视力非同凡响。它的粪便咸平，无毒。

不但无毒，还能给予人一双明媚的眼眸。

将这蝙蝠粪便用纱布包好，跟猪肝，或羊肝同煮，可治疗雀目（即夜盲症）、目赤肿痛和白睛溢血等病。医书有记载，夜明砂清肝明目，散瘀消积。

然而事情并非如此。古人错了。

现代科技研究证实，蝙蝠的眼睛可谓形同虚设，它本身就盲。人家是以超声波精准猎食。所以"夜明砂"是多么想当然的一剂药，结结实实掉进诟病中医的陷阱里。冤情无处诉。

有人诟病，就会有意见相左的人出面澄清。企图洗白者搬出《本草便读》，系清代医家张秉成所著。里面说，蝙蝠善于吃蚊虫，蚊虫的眼睛留在胃中很难消化，故而以眼补眼。蚊虫吸血为生，拿它们眼球作药，能入肝补血。

如此，由无数眼球挤满的粪便，正好对付人的眼疾。

一通鬼扯神聊，堪比魏晋清谈。当然又错了。

科学家们忍不住将蝙蝠解剖，在这神奇的动物胃口中，没发现密密麻麻的眼球。无从消化的，居然是蚊虫翅膀。

亏得过去网络不通达，一错再错的夜明砂，当时未至于引发大批科学志士口诛笔伐。即便口诛笔伐，想来还是不怕的。听过当代医家徐文兵先生的讲座，他有个观点大意为：中医不比菩萨，必要度化所有人。不认同的就不度了吧。

话虽不尽情面，却也不无道理。自新文化运动起，口诛笔伐中医的人和事件，从没少过。只是那些人和事件已风消云散，中医还在。

科学否了夜明砂，可后来科学又还了它清白。

西部资源生物与现代技术教育部重点实验室，连同西北大学生命科学学院的一项系统研究，结果出人意料，说多种眼疾患者使用夜明砂有效率在 95.4%，其他配伍对于厌食症、肝疳、腋臭、胎死不下等病症均有效。

科学是很科学的。

夜明砂的命运如同一出推理剧，不停反转。现代医学与古老中医的矛盾，亦尽在于此。现代医学艰辛沥血，经由一步步探索，待理论完备了，再付诸实践；而中医却有着属于自己的行为指南。它的本领和技术是先天的，在理论之前。

伏
翼

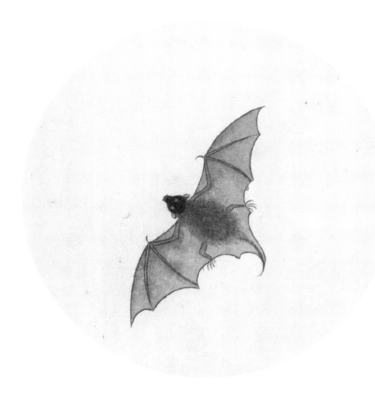

动物的粪便不只有夜明砂。望月砂是兔子粪，它入足厥阴肝经，去翳障，治痔瘘；鹰屎白化硬退疱，消积灭痕，乃赫赫有名的护肤药。例子举不胜举，叹古人秉承不怕苦、不怕臭之医道意志，埋头其中，屎里探宝。

　　也不光动物粪便具备发挥余热的价值。人的粪便，亦生奇效。

　　人屎质性较寒，能解诸毒。故，它最显耀的用武之地在战场上。古今干戈兵戎，不是成王则败寇，当然置对方于死地才肯罢休。古人常在箭镞上沾满毒液，两针对垒交锋，射不死你，也毒死你。这毒液大多取自蛇蝎蜈蚣等虫。

　　兵将中了箭，伤口旋即化脓腐烂，将不久于人世。这时随军大夫赶来，能在帐中效力，也都不是吃干饭的。大夫们心照不宣，且胸有成竹，二话不说端起事先修治好的屎汁灌入伤员口中，看着伤员喝尽了，再以屎汁敷在破处。没有意外的情况下，兵将们虽已走到幽冥地府，却意外躲过生死簿。他们活过来了。

　　不堪入目的屎，居然是一剂回阳药，世事就是这么毫无道理，又荒谬得恰到好处。我们永远不知遇到谁就改变了命运，也不好斩钉截铁地说——绝不吃屎。

古时候中暑欲死的人；患伤寒热毒的人；有天行病，舌燥如锯，极渴却不能服药的人；被毒物咬伤的人；错食毒菌的人。取来新鲜粪屎，烧干，让病人和水服下。单凭这打破棺材，救人一命的大功德，其药配得上其名，唤"破棺汤"。

还有一剂"黄龙汤"，它并未直截了当取屎作药，而是将厕溺坑中的青泥刮下来，治喉痹，消痈肿。若不幸赶上瘟疫年景，它则摇身变为亲民，且实在有效的疗疫方剂。

粪便于中医实践领域功绩累累，这样看来，它不那么面目可嫌。反而可爱。

都说天地无情，以万物为刍狗。这也正是天地的情极之处。不表彰，不鄙夷，不厚此薄彼。自然从来齐物，分别只在人心。

暖老须燕玉

浙江东阳市有煮尿蛋的传统。初春三月，天气乍暖还寒，行走在东阳，满街尿黄蛋"香"。尿蛋制作的过程并不复杂，取五岁（有说十岁）以下男童之尿，和鸡蛋同放于大锅内，煮上一天一夜，冷却即食。尿蛋已被列入非遗文化，当地人觉得吃了它，夏天不易中暑，对治疗跌打损伤有助益。

老东阳人如捧珍宝，当街卖的尿蛋要比茶叶蛋昂贵。

以尿烹饪的风俗，多地都有。无法考据从什么时候开始民间青睐起"尿"，继而做出了大胆尝试，流传下这古老的美食。

尿，的确有医用疗效。它咸寒，润肺清瘀，还能快速降火滋阴。李时珍老先生的解释为：尿之前世（没成为尿的时候）能引人的肺火下行，将其火从膀胱排出体外。转世成了尿，亦不忘前尘。

当人们喝下今生的尿，它仍旧记得前世旧路，能一并带走身体内的火气。

但现在人搞模糊了一件事，取童子的尿，须去头尾，只要中间那一段。

书中云：清澈如水者用。我见过某地收尿场面，甚是粗放，孩子们飞流直下，哪还顾得上掐头去尾。

为什么童子（男孩）才有资格献尿？倒不是什么淫秽思想怂恿，中医家认为童子纯阳，少知识，无相火。有句话我们常听：为学日益，为道日损。

"道"集合了华夏文明大成智慧，却有个弱点，"学"

文火药香

会消磨它。

学指的是所知，大约包括物理知识、语文历史、人情世故、新闻八卦云云。这些储备，古人则瞧不上，说这些跟欲望是同伙，只能给生命平添贪嗔痴。十分妨碍大道作为。

大道浑然。人之一生，大概唯在孩提时代，尚能保存住一份大道的浑然天真。

相火，我愿意把它翻译成"欲望"。无相火即是那依然干净的先天元气。

煮蛋，取的是童男之溺，李时珍老先生还提过一则治疗方法，要用童女。对症为只剩那么一点点阳气支撑活命的老人和虚人，说他们可与二七前少阴同寝。

大约是跟十四岁的女孩子一同入睡，好吸入她们的元气，暖老须燕玉，采阴为补阳。但切记，治疗的过程不能动丝毫邪念。走了歪道，这项"物理疗法"会适得其反，使人加速冲往鬼门关。

医家李时珍把童溺称作"回龙汤"，另名曰"还元水"；童子尿在马桶内壁结成的霜系"人中白"；人气呵护为"真元相火"。他连口水亦不放过。

津唾性味咸平，由人的精气化成，拿它洗眼睛，久而久之，令双目明亮不昏聩。记得小说《海上花列传》里就有书寓为恩客舔眼睛的描写，日晨夕落，满屋古色，一个女子为一个男人舔眼睛，真是一幅美艳而鬼魅的图景。

　　这却也有前提，舔舐的人须保持清洁，旦暮漱口刷牙。一嘴口臭，恐怕谁人都消受不住这熏天清福。

　　有时看《本草纲目》，很拜服李时珍，与其说他是古代著名医药学家，毋宁说他是一个本草侦探，举毕生之力，破自然万物的案。自然万物在他眼中亦可喜可赞，没半分偏见的。皆是一味好药。

【 破棺汤 】

　　配药：鲜粪。

【 黄龙汤 】

　　配药：厕坑青泥。

【 回龙汤 】

　　配药：童子尿。

骨语

——记古钱接骨方／跳骨散／续筋方

卷首

曾听老辈人回忆学习接骨的经历，
过程好比"破镜重圆"。

远在周代,官医便分为食医、疾医、疡医、兽医四个科目。这时的筋骨伤被归入"疡医"之中;明朝则直接把它摘了出来,分疮疡、接骨、金镞、按摩。另有九科是:大方脉、小方脉、妇人、针灸、眼、口齿、咽喉、伤寒、祝由。

　　由此可见古人对"伤筋动骨"的重视程度。

　　曾听老辈人回忆学习接骨的经历,过程好比"破镜重圆"。上来师父就击碎一个大瓷碗,再用纱布盖起一地的细碎残片,他须隔着纱布把那残片拼接回原先的形制。等这项功夫练成,只不过步入了初级水准。至于骨骼位置的关系、接骨力度等等门道还要到后头继续深造。

　　西方医学善于外科,处理骨伤患者,必打钢板,定石膏。中医系统则不。

医家徒手接骨乃平常事，再开一剂内服药。剩下的，交给时间。时间会让骨骼完成一场坚硬的涅槃。

接骨

骨伤科内外兼修。内服的药有"古钱接骨方"。

其配伍可堪为奇幻小说提供素材，是古文钱和土鳖虫。将它们研磨成粉，裹入熟面捻成饼子。待需要的时候，温酒送下。

此方主治骨折。

不晓得北方骂人的词"土鳖"是否来源于它。土鳖虫在中国分布甚广，生活方式似乎很"糜废"，它喜欢熬夜，并在树根烂草下面钻来窜去。据说把土鳖虫拦腰切成两段，它竟有能力自己接回去。古人正好取了它的这份习性，认为土鳖虫能够打通瘀血，续筋接骨。

取其"形"定为药性，看似十分荒诞，但古人不觉得，《神农本草经》里多数草木药、禽兽药、金石药、虫药皆有此意向。现代科学研究站在古人一边，几乎证实了种种"荒诞"的功效，陕西中医药大学一份研究报告便指出土鳖虫对血液流变、凝血过程和血栓发生有一定作用。

药性最好的土鳖虫，要以人身体的温度慢慢烘干它。道理在哪我不清楚，古代医家传下来的。以这种方式炮制比太阳晒干，时间漫长，又添麻烦。中医学者谭杰中说他把死后的土鳖虫缝进布袋里，挂在宠物狗身上，每天遛狗时，狗四处狂奔，以此代替"人肉炮制法"。做法清奇，倒是很方便，唯不知药效是否真比通行炮制的好。若好，土鳖虫价值世界，人如犬狗。

与土鳖虫共谋接骨大计的古文钱，就是"自然铜"。清代医书《本经逢原》说自然铜出自铜坑，它的禀性坚毅，有散火止痛、续筋接骨的功夫和力道。断裂的骨骼接好以后不算完，它还能理气活血。

这样的阵容，仅仅称得上底方（基本方）。使药性走向骨伤之处，接下来再按照具体哪个部位受了伤，加减其他中药。通常情况，医家要往古钱接骨方里加一味"羊踯躅"。

如雷贯耳的蒙汗药，主打配伍即是它。跟曼陀罗药性相仿，含毒。羊踯躅，古人用三个字完美形容了这味药——羊吃了一踯脚，死了。

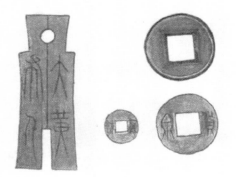

它具有麻醉作用。另则逢阴天下雨，或有风的时节，疼痛好似在人皮肤之下走窜，中医把这种症状唤"寒痹"，也牵出羊踯躅帮忙去病。

羊踯躅，本是杜鹃花。但它配不上杨万里的诗：何须名苑看春风，一路山花不负侬。日日锦江呈锦样，清溪倒照映山红。因为杜鹃花非杜鹃彼花。

不辜负诗人心情的是红杜鹃。羊踯躅黄色，不比映山红泼辣辣的锦绣。既然美不成灿烂江山，那么就麻醉自己，做一味良药，救人于水火，也不妄盛开一度。

跳骨

古时候若遇到粉碎性骨折，糟糕了，没留给徒手接骨的余地。医家却也不慌，立即用上"跳骨散"，书言：骨体小者能使之自然跳拢接合。

跳骨散亦是一剂底方。其中三七、朱血竭、岩乳香皆化瘀止血定痛。马钱子不是华夏大地土生土长的药，它大约从阿拉伯国家传来，在江湖上的名声比羊踯躅强悍，并肩鹤顶红，是一等一的毒药杀手。十步杀一人，千里不留行。

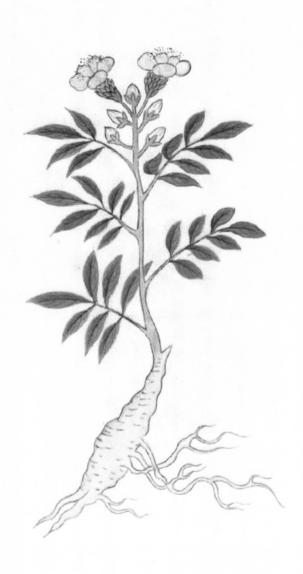

宫斗剧，常出现牵机药，皇上用此药送犯错的臣子和嫔妃上西天。

服下牵机药，人的头面会迅速抽搐，最后头脚两边佝偻而死，状似牵机。场面凶烈。南唐后主李煜的春花秋月便终结于牵机药。亡国之君，又惨遭下毒，是他对诗词情深，写了不该写的，所以情深不寿。

牵机药主要成分即马钱子。而使它放下毒身，立地成佛的，是童子尿。童子尿浸泡马钱子祛其毒，但不可完全撇干净前尘往事，还要留一点它的毒，攻病之毒。

善恶一念，中国禅宗的理念是人本无善恶，只看这一念。

一念是毒，一念是药。一念可魔，一念又能成佛。

于是不再恶毒的马钱子，转身成了护法的菩萨，伏正踏邪。张锡纯所著《医学衷中参西录》说它开通经络，透达关节之力远胜于他药。

实乃伤科疗愈止痛股肱之臣。

有文章记录服用跳骨散的骨断患者，夜晚伤口处吱吱作响。古人认为那是一次"骨语"——身体里的骨头在生在长时的叫喊。现代科研的结论是：软组织拘紧感和关节骨缝复位响动感。

古人浪漫，想象力今时人不能及。但在骨头自己生长这一项，我要跟古人抬抬扛。凡医案皆因人因伤情而定，不好以管窥天。

跳骨散里最后一味"枳实"，它本是破气消积、化痰散痞的药，主治积滞内停、痞满胀痛等病症。混迹于跳骨散底方中，动机不明。又一桩悬案。

续筋

同样的悬案，是"旋覆花"。它与骨头并没有什么关系，作用于筋。时下一个人筋断了，必要推入手术室，以人工韧带取而代之。

中医则将旋覆花抛出来，说以它配药就能使断筋长好。可旋覆花并没有这份药性，它本来是"降气"高手。比如有些人嗜好强烈的"撞击"感，以他人踩踏自己的胸部为乐。疼痛成瘾。

心理学把这种癖好当成人内心深处的嘶吼，恰好于生理上找到了一个释放端口。中医则会开方旋覆花，认为是人的肝有了郁阻，气下不去的缘故。吃一两剂药，兴许就不再"受虐"。

旋覆花还消痰、行水、止呕。它治疗风寒咳嗽，痰饮蓄结等都有一手。

其药性与枳实差不多，反正跟"续筋"八竿子打不到，但用五六钱的旋覆花粉末，调上白蔗糖，与半茶杯的水一起熬成膏状。等花膏彻底凉了，加少许麝香，摊于布上，敷向伤口。数日后，把花膏揭下来，奇迹发生了，断筋的两端各长一节小疙瘩来。再换一帖药，两端的小疙瘩缓缓连成一线。

筋，续上了。好似天方夜谭。

《外台秘要》明确写道：有急续断筋方，取旋覆花根洗净捣敷创上。

清末民国医家张锡纯依循古书上的记载，亲自尝试过。只是他先用在了牛的身上，每至耕地农忙，牛马经常忽然惊骇，狂奔时腿筋容易被犁头铲断。张锡纯则以旋覆花膏贴敷，如医书所言，二十余天后牛的筋完好似初。

由畜及人，他从此以旋覆花膏治疗人的筋伤。

古人心性，取自然药物与自然造成的伤病周旋。如今物质文明浇筑出城市密林，隔绝了自然茫茫的威胁，人身

文火药香

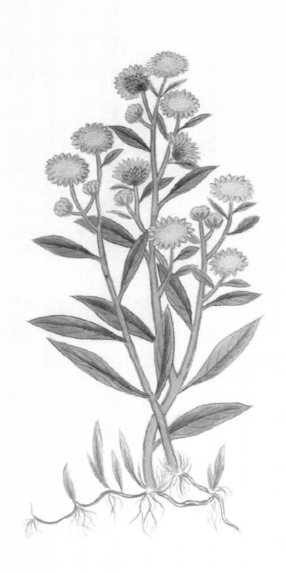

安全系数逐日翻高。然灵魂深处坍塌的不安，恐怕古人的
接骨方无能为力。

【古钱接骨方】

配药：**自然铜；土鳖虫。**

【跳骨散】

配药：**三七；朱血竭；岩乳香；马钱子；枳实。**

【续筋方】

配药：**旋覆花。**

日暮紫禁城

——记慈禧与光绪日常生活方

卷首

两个人的医药记档固封于大内，他们幽秘的情感
真相亦随一剂剂药方湮没尘埃，不再为人所知。
他们的时代，轰然落幕。

每至黄昏，那坐拥十五万平方米，收纳了明、清两代全部表情的紫禁之城渐渐斜进明暗交影里。夕阳擅长咏叹调，高音一扬，王朝最后的帷幕哗啦啦落下。那护城河，红墙和明黄色的琉璃瓦，那宫前正要绽放的海棠，那九千余间辉煌建筑群尚来不及惊讶，封建世代就这么结束了。城倒像个旁观者。

　　它从来都袖手旁观，欲望、权谋、胜利、哀漠在它的任何角落发生，消逝，然后再发生。周而复始，它只是一个时间的容器，以空间来度量。而外面的人总有许多传言，称之为宫闱秘事。甚至连贵族的日常生活，也被形容得极为夸张，甚至有些滑稽，什么金銮殿尽是黄金铺成的，皇帝每天吃龙肉，宫里娘娘皆万年人参灵芝不离口云云。

　　这倒是情有可原。巨大的封建社会，上、中、下阶层分明，不容越雷池半步。那时的人没有微博，看不到的事物，纯凭想象力。幸好新的时代，旧清宫档案被公开了，紫禁城的神秘大白于天下。

身为古代贵族，规矩繁缛，亦有诸多不自由。

但贵族们的生活肯定比普通人奢华、讲究。从两位末世至高权贵的用药上，可见一斑。我们能与这两位照面，实在得益于相机流入奄奄残喘的大清帝国。恰好他们又不太排斥"高科技"。

他们是慈禧与光绪皇帝。

照片苍白灰暗，两个人的作为列于史料，白纸黑字，准确，但没有温度，没有情绪。相对烈烈功过，他们的起居用药，几乎被忽视了。

药，就是他们当下的温度和情绪。

宏观的是历史。而细微的，是历史中真实的一个人和另一个人。

濯发——皇上洗头方

光绪皇帝日子过得不痛快，是他的洗发水透出些许端倪。

爱新觉罗·载湉用过二十多款洗发水，偏爱以羌活、薄荷、藁本、菊花、金银花、防风、天麻、川椒配制的这一款"皇上洗头方"。

满目祛风邪的药。中医系统里认为，人营卫之气示弱，风到体表便赖着不肯走了，它们在侵略，就像八国联军。从而形成风邪病灶，就像大清王朝。

果然从光绪二十九年开始，皇帝经常头痛。皇宫医案记录了他的口述：系因天寒未戴小帽引起。严寒的时候，没太注意，让寒气凉风深入到脑髓，以至频频头痛。

为皇帝量身定制的洗头方里，羌活祛风，散湿；薄荷祛风，解肝郁；甘菊祛风，清热；防风主治大风头眩痛；天麻，又名定风草，据说它在有风的时候岿然不动，故能定虚风，理眩晕；藁本亦要祛风，泻湿。它们如同三休三请樊梨花的薛丁山大将，由风湿引起的皮肤病症在其长刀大弓下，旋即命丧黄泉。

而薄荷就是戏文里的樊梨花了，驰骋沙场，豪气可破散郁结大军。那芳香刺烈的气味，散郁结。通则不痛，皇帝的情绪也因它获得一息畅快。

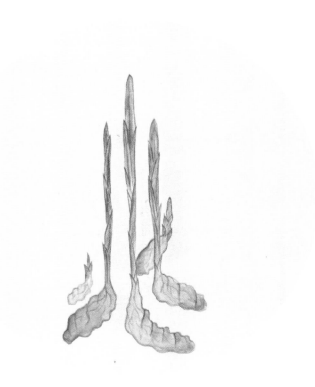

光有祛风药不够，配合其他的药，才成良方。比如银花（金银花，又名忍冬），现今我们也会用到它，说能降火。其实它极具解毒功效，尤对隐没在皮肤之下，尚未生发出来的皮疹、脓疮等很管用。厉害到未成毒则散，已成毒便消。

故，人送绰号"消毒神品"。

末尾一味蜀椒，在"升麻鳖甲汤"中详细说明过，它有资格位列皇帝洗头方，必定另有绝招。

果然，使头发变黑这一项，是它的后手，我在以前文章中将这功效隐藏起来了。

世人身皆有任督二脉，热能自命门生成，然后发散，沿着督脉如红鬃烈马，猛往上奔，至头面。有时它半路疲累，跑不动了，便止步于大约颈椎的位置。蜀椒则在驿站恭候，如皇家养马的厩长，为命门热能之马添喂饲料。待它水足饭饱后，继续赶路，直顶入发梢。

从此能量于任督二脉循序充盈。皇帝的头发没理由不乌黑。

光绪在位时，翻这款洗头方牌子的次数最多。

缓解是有，却没彻底治愈过他的头风病。也许他的头风病是八方来敌的困局，更是大厦将倾的黄昏，也是自己

忍
冬

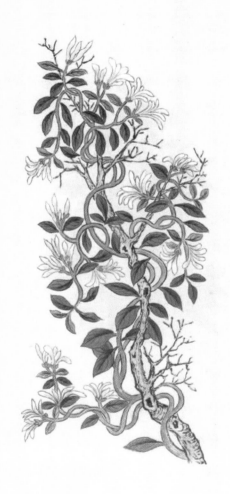

赢弱命运。不真的是病。

养眼——老佛爷清目养阴洗眼方

肝开窍于目。简单点说，是肝脏选择了人之双眸，作为它讯息发布的平台。于是洗眼睛的方子中就难免有归于肝、胆的药。好比夏枯草，它能解开肝家郁火。

古人觉得眼睛怕热，一热就生病。所以洗眼方中总还配合祛风清热药，像薄荷、甘菊、桑叶。被霜打过的桑叶疏散风热，平肝明目尤佳。当下做电焊、厨师等职业的人，眼同火光长期共处，伤害极大。

以霜桑叶洗眼，不失为一种寻古的保健法门。

平常人用得上的洗眼药，权倾朝野，铁腕攥住大清命脉的慈禧太后也在用。于物的逻辑范畴里，人无贵贱。若剪除名头，慈禧也是一位平常人。

平常的老妇人。

老佛爷清目养阴洗眼方在甘菊、霜桑叶、薄荷、夏枯草之上，加了羚羊角和生地黄两味药。众人万呼万唤慈禧为老佛爷，想必她听着也很受用。可人的身体不会刻意逢

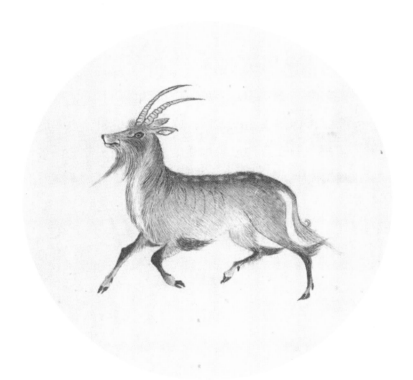

羚
羊

迎，向来铁面无私，任你是个什么，该生病时就生病。这老太太大概有些阴虚了。生地黄养阴，羚羊尖治厥阴风痉，它们精诚合作，足以疗愈眼目不明。

慈禧一生波澜，称得上壮阔。她年轻的时候逆流男尊女卑的时代大河，晚年对自己的身体就分外爱惜。从同时期清廷用方来看，老太太的眼睛不太坏。或者，整个紫禁城都是她的眼，任何风吹草动她都看得见。

一个女子，要没这点算计，成不了懿贵妃，当不成西太后，更别想骑在那些道貌岸然的男人头上。作老佛爷，她只比周围人强这么一点点，她就赢了。

鼻烟——碧云散

她赢得很漂亮，连光绪皇帝都得管她叫"亲爸爸"。光绪皇帝眼中的紫禁城从未晴朗过，就像亲爸爸的脸。不，至少在他执政的短暂光阴里，他是绚丽的。

那时他一下朝就跑到珍妃身边，他们像任何新婚的小夫妇，他跟爱妃讲洋务运动，讲新政，讲大清的年轻人才们，讲光媚的未来。

文火药香

蠍

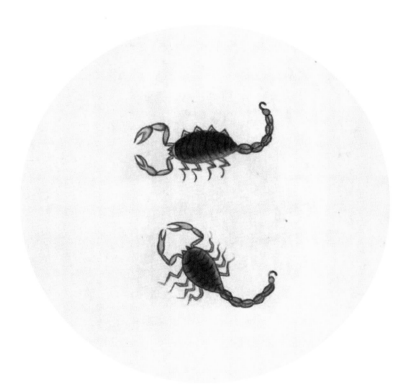

可皇帝仅有的小美好如同昙花一现，紫禁城便阴霾了起来，便再也不曾拨开云雾。亲爸爸站在他面前，她面部肌肉微微抽动。天塌了。

慈禧患有轻微面瘫（面神经痉挛），这跟她年久日长地处于危急关头分不开，她的丈夫有那么多爱情，她的儿子早早地死了，她目前的儿子又不和自己是一条心，她肩上的大清走投无路。她太累了，于是深吸一缕碧云散，再赏赏手中精美的景泰蓝鼻烟壶，这份疲倦则像卷曲于紫禁城上空的云。风来了，云舒展开。

她用的碧云散比光绪，多加细辛、全蝎。全蝎息风镇痉，而细辛散寒祛风止痛，都对上症老佛爷神经痉挛的脸。

完整的方子为：鹅不食草、薄荷、青黛、川芎、白芷、细辛和全蝎。

碧云散中"鹅不食草"这味药，跟羊踯躅相似。一个羊吃了跺脚而死，一个鹅看见药就歪歪扭扭地跑掉。因为它臭，但药性可通达头脑。脑子里的病，中医系统往往从鼻中来治疗。当代医家倪海厦有段医案说治脑瘤患者过程中，病人会不停地流鼻涕。遂他解释为，是脑中浊物自鼻子流出。

另味青黛，名字诗意，用途亦唯美。古代女子以它画眉。

文火药香

有诗云：疑是水仙梳洗处，一螺青黛镜中心。雍陶长写的是山水风光，但比喻闲坐闺阁提笔画眉的女子似乎更合适。好的女子，像一袭凉风，解千愁。

青黛药有清热解毒、凉血消斑、泻火定惊的功效。另一重意义的解千愁。

可慈禧不要做什么好女子。她若是一个好女子，早就被唾沫星淹死了。她是大清朝的皇太后。她必须处置了光绪。

顺便处决触碰她全部底线的珍妃。谁让她一时不痛快，她就让那个人千世不痛快。光绪被架到瀛台岛，他有病。她让他有的病，所以要养病。

瀛台四面环水，架在水路上的廊桥拆撤了。只有他，和几名面生的小太监。这下他可真成了孤家寡人。不过光绪出奇的平静，瀛台就在紫禁城之内，可是他已经不在了。他随珍妃去了，随大清亡了。

他变成一座华美的坟墓，等待着时间走进坟墓。当左鼻孔燥痛的时候，狠命嗅一下碧云散，打个激灵，精神清爽些，却不知今夕为何夕。

光绪的碧云散格外有冰片。冰片芳香开窍。又加菊花，为了清热疏风。

他自始至终斗不过他的亲爸爸，连同样所用的碧云散，慈禧的有细辛和全蝎。是大毒。

抹唇——清热除湿祛风膏

清热除湿祛风膏专治因脾经湿热，引发的唇风、茧唇、唇肿等病症。大概是嘴唇红肿、破裂疼痛、起了皮。太后事无小事，慈禧的这张嘴，唇枪舌剑，在热河战过八个不知死活的顾命大臣，回到紫禁城，这张嘴，说一不二。

双唇红润有光泽，才能昭显皇太后的风姿和威仪，这是大清的脸面。故而清热除湿祛风膏用了中药矩阵，它们是黄连、黄柏、小生地黄、浮萍、白芷、防风、当归尾、白鲜皮、白及、僵蚕和梅花片。

古人治唇上生疮，很有韵致。撷下白梅花瓣，贴于唇间，开裂出血的双唇便立即完好如初。白梅瓣稀少，时令到了才有，所以要把它单独研磨了，最后放入药方中。以节约白梅花瓣的药效。

北京秋冬天气干燥，不知慈禧垂帘之前，会否擦上一抹唇膏。她是极重保养的人，人一旦掌握了权柄，就开始

棣楸州白殭
蠶

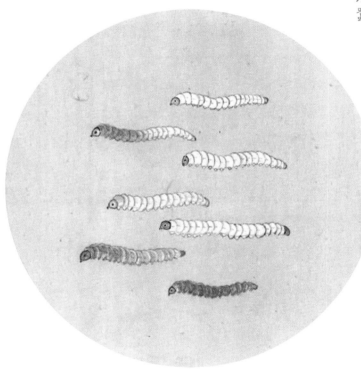

恐惧死亡。权力越盛，恐惧愈烈。

　　大清朝的主心骨怎么能死呢？她对待自己的身体，跟对权力一样，执着，霸道，就是不肯放手。她曾经不是没放过，皇帝把大清搞得一团糟，还要杀她。一想到这儿，慈禧的心就疼。谁负了她都没什么，她习惯应付辜负。可光绪是自己养大的孩子，亲娘没有养娘大。他这个忘恩负义的东西，她誓要比他活得长远。

　　从慈禧多用清热、除湿的药来看，老太太平素绝不贪凉，钟爱热能较大的肉食。而今时人则是她的反面，脾脏几乎都有点寒湿。

　　也许她偶尔会望一望那边的瀛台。不想死是一回事，不会死则是另一回事，她心里明镜似的，但绝不承认，行动上暗暗较劲。必须活过光绪，整个紫禁城就还是她的。

洗身——老佛爷沐浴方

　　作为太后，慈禧注定不能拥有独处的时间。但她比谁都寂寞。于是她喜欢上了沐浴，因为那是她屏蔽朝政琐事的技巧，顺便屏蔽掉那些讨厌的宫廷礼仪。在云山雾霭之中，

文火药香

蝉
花

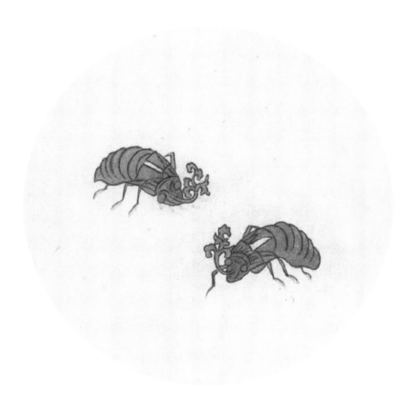

她获得了重温少女时代的可能。

这么多年，唯一被允许与她亲密接触的，是水。

比起奴才们，水里的药袋似乎更懂她的心。

那由宣木瓜、薏苡仁、桑枝叶、茵陈、甘菊、青皮、净蝉衣、黄连的沐浴药袋，舒缓着这位老太太酸楚的四肢。桑枝叶、净蝉衣、甘菊依然用于祛风，按照皇宫医生的说法，治疗人体表、头面等疾病，最重要的还是祛风。它们暴露在外，经历风雪，一不小心就容易招惹上风邪。况且，老太太阴虚火热，更需要它们。

她爱上沐浴药包，如同爱养心殿东暖阁的垂帘。太医院的御医们勤谨，量老佛爷之身订制配药，洗漱、茶饮、化妆品……古人把药用到了日常生活中，皇家如此，民间亦同，只是民间不比贵族们精细华丽。生病才临时抱佛脚地寻医问药，佛不一定有空搭理。千丈之堤，以蝼蚁之穴溃，中医则根本不给蝼蚁般的症候茁壮成长的机会。这是古代医家的至高追求。

紫禁城太医院整日都在忙活这件事——治老佛爷和皇帝的未病。

既然起居生活处处有药，便不能大众化之。中医是不承认世间有一劳永逸的方剂，每位病人体质不同，下药就有所取舍。开具大众化不痛不痒的药，在民间顶多口碑不好，可于这紫禁城内，则要罪祸临头了。

太医难，肩膀上能有几个脑袋供主子们砍。

慈禧太后算不清因为她的懿旨，几多脑袋落了地。将来史官不会放过她的，她笑了笑，双手捧住烫金澡盆里的水，那水旋即顺指缝溜走了。

朱颜辞镜花辞树，紫禁城一世繁华，她留不住。

扑粉——皇上扑汗法

光绪再也不必用牡蛎和枯白矾止汗了。往日御医们把这两味药研磨细致，以绢罗筛过，燂洗完毕后，敷在他的阴囊处。

他那里总潮湿多汗，十分难受。牡蛎收敛固涩，主治遗精、虚汗等症。这味药不经意间曝光了皇帝的小八卦，他长久不舒服的隐私，就像他长久别别扭扭的皇帝身份和跟"亲爸爸"的关系。此时，他大口吸气，再长长地吐出。他终于走出瀛台岛，飘飘荡荡进入新华门。慈宁宫花园里几位太妃正赏残雪，她们从他进宫就不怎么老了，之后就一直这样，似乎不再老，也不会死。

紫禁城巍峨依然，正殿亭台，长街宫寝。只有人是多余的，他是多余的。

他游荡向这座城更远的地方，更陌生，却美的地方。那是光绪三十四年，冬天，大清朝第十一位皇帝崩。

次日，慈禧太后薨逝。

两个人的医药记档固封于大内，他们幽秘的情感真相亦随一剂剂药方湮没尘埃，不再为人所知。他们的时代，轰然落幕。

【皇上洗头方】

配药：羌活；薄荷；藁本；菊花；金银花；防风；天麻；川椒。

【老佛爷清目养阴洗眼方】

配药：甘菊；霜桑叶；薄荷；夏枯草；羚羊角；生地黄。

【碧云散】

配药：鹅不食草；薄荷；青黛；川芎；白芷；细辛；全蝎。

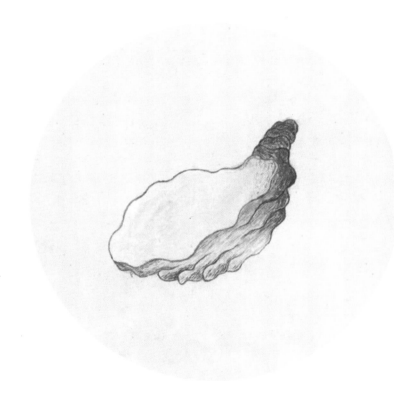

牡
蠣

【清热除湿祛风膏】

配药：黄连；黄柏；小生地黄；浮萍；白芷；防风；当归尾；白鲜皮；白及；僵蚕；梅花片。

【老佛爷沐浴方】

配药：宣木瓜；薏苡仁；桑枝叶；茵陈；甘菊；青皮；净蝉衣；黄连。

【皇上扑汗方】

配药：牡蛎；枯白矾。

冷月鬼行

——记獭肝散

卷首

果然一物降一物，降服传尸鬼疰的，
居然是水獭的肝。

少年时患过一场大病，家人病笃乱投"医"。记得某夜，合家围拢于圆桌，桌上放着一个碗，碗内盛水，水中依稀有米。奶奶将预备好的红皮鸡蛋竖放在碗中央，口里念念有词。后来才知道，若那鸡蛋自己站立了起来，我的病则来路阴鬼，平常医生是治不了的，需要请"高人"相助。

　　最终，那鸡蛋很不争气，几次都松松垮垮地倒下了。我遗憾没有机会看着家人所说的"高人"面目，却见他们又起愁云。

　　孩子生病，是件糟心事。何况病势严重，且玄乎。

　　还好，一应病案辗转交至北京医院，不久传来的话是：无事。我侥幸躲过开颅之灾。然，那夜合家举行的神神叨叨的仪式始终犹在眼前。

"鬼"真的能治病吗？

古时候曾记载过几宗诡秘医案。一则，有户人家，家主唤丰翁。起初丰翁的妻子死了，继而弟媳又死去。一年里，因相似症候病故的达三人。老爷子大约也觉得家门晦气，等到次年春天，他准备续弦冲冲喜，没想到喜没冲上，白事又至。丰翁的长子过世了，他的续弦媳妇以为身体壮硕，正自允康健，不到几个月也患上重病。

丰翁跟前妻的女儿很孝顺，担负起侍奉继母汤药职责。某次喂药时，突然发现继母鼻子里面似有异物，蠕蠕而动。她小心地贴近，一刹那，那异物竟飞将出来。未等女儿有所反应，它不见了。

不久，继室撒手人寰。丰翁女儿随即患病，不及百天亦亡故。

这医案的情境颇为熟悉，好像电影《异形》真实上演，不明生物若隐若现，有种莫名而长远的恐怖。

另一则，是六兄与医生的对话。他说之前庶母生了病，妹妹伊芳在榻旁照料，不提防间，一物飞出，直接钻进伊芳的鼻孔里。从此伊芳也得了相同的病。六兄心急如焚，遂向医生讨一个方子，为了治病，亦是救全家人的命。

医生如此这般告知他方法，六兄回家依法照做，惊觉有个大虫子盘踞在妹妹头部，那虫多足，正扭拧爬行，片刻坠向地面。六兄秉烛观之，那虫身形如蝶，翅膀上生着密密的绒毛，他旋即把它扔向火堆。烈火中，虫子发出唧唧唧，像老鼠般的可怕叫声。

我们的民族自古到今，对"鬼怪"有极大的兴趣。诸如《山海经》《穆天子传》《汉武洞冥记》《子不语》《聊斋志异》……连纪大学士的《阅微草堂笔记》亦是搜集乡野鬼事，陶醉其中。

这些尽系文章传奇，可医案属于纪实范畴，决计不会玩"真作假时假亦真"的把式，倒也不尽然。若某证候太过邪门，医家则不得不借"鬼"一用。

《金匮要略》写道：鬼疰应一门相染。

东晋炼丹道人，兼医家葛洪讲的更明了，所尸疰、鬼疰，使人寒热、沉沉默默，不知病之所苦，而无处不恶。积月累年，至死。死后传人，乃至灭门。将其归纳成白话，即病灶是不传向外人的，只过给血亲。与此同时这种病由尸体传播，

文火药香

活人患病期间不具传染力。

想来真的是鬼上了身。不然中医不会堂而皇之拿鬼来做挡箭牌。

那要先知道古人如何定义鬼。

远在甲骨文出现的时代已经有了"鬼"字。"鬼""神"二字根基在于"田"，大意是说即便它们无所不能，也尽数从土地上演化而来。神为田字的上申下通，神通广大，天上地下都可以到达。

鬼字，能量往下走去了，还要生出两只脚，顶着一个大头。民国学者姜亮夫言：人死后肌肉萎缩唯剩骨骼，骨架中头又最大，这就是鬼字本义。

大头鬼这个词约么是打这儿衍化而来的。

其实，连甲骨文也不过一场鬼事。

殷商尚武，亦尚鬼。

那个百鬼日走夜行的时代，兴厚葬，重祭祀。高中时读小说《封神演义》，幻想过商纣王酒池肉林的场面，混乱、淫靡、荒唐之中夹着一星半点的烈。后来得知关于它的另种说法，酒池肉林乃后人穿凿附会，根本不是纣王个人作风有问题，系他从少数民族舶来祭祀鬼神的仪式。

冷月鬼行

193

是有可能的。史载殷商每逢祭祀便要杀人。相比以人血为礼，用一座酒池一片肉林献祭神鬼又算得了什么。

品类繁多的祭祀活动，为今时人掀开了历史那狂躁与苍郁，且森森鬼气的一隅。

殷商后被周人所灭。周人打着夏王朝继承者的旗号，联络大部分诸侯群起攻之。那次集结之所以成功，有一层原因，是周在中原，尊崇华夏"正派神明"。商朝来了个极速转弯，不按套路出牌，而且越发离谱，什么"邪门歪道"都来者不拒。实在伤了他人的信仰。

周人以及诸侯们终于忍不住了，那么就抄起家伙，干。

殷商虽爱鬼神，但"人死为鬼"。这话许慎说的：人所归为鬼，故从人。鬼向头，阴气贼害，故从厶。凡属鬼之，皆从鬼。

许慎生活于汉代。自汉代以后，鬼才逐渐形成了独立的文化体系。神、仙、灵、鬼、魅、精、怪、妖等各有阶级，神和仙负责保佑我们，灵处于中立，亦正亦邪。其余的，最好别招惹，所谓人鬼殊途，是负面的一个维度。

古人亦习惯了将无法解释的，走向不好的，归为这一维度。以"鬼"泛指。若借佛经著名的三句义造句，人鬼：我说鬼，即非鬼，是名鬼。中医说"鬼疰"，讲的并非许慎所认为的鬼。是邪气。

那医案里面，究竟是什么邪气作祟，让怪虫为祸人间？

医家给不出答案，只言是"冷劳"。寻常冷劳不传染的，古人说虚（冷）劳无虫，传尸却有虫。才有了这一出出异形惊魂。

病虽怪异险峻，但不妨碍用药。

葛洪《肘后方》留下治病法门：唯用獭肝阴干为末，水服二钱，每日三服，以瘥为度。《金匮要略》给这药方取了个名字，唤"獭肝散"。

果然一物降一物，降服传尸鬼疰的，居然是水獭的肝。

明代医家吴鹤皋作出轻飘飘的解释，獭为阴物，昼伏夜出，故治鬼疰。话说水獭的肝生也实在奇特，能长出十二叶那么多。

传言十二月取的水獭肝，药性满分，法力最强。

古方中还有一剂，唤"月华丸"的，它滋阴保肺，消痰止咳，是抗痨病良品。其配伍里亦可见水獭肝。月华丸这名字也借鉴了水獭的习性。

水獭常趁暗夜之时活动，沙洲畔溪流间，任它游走穿梭，偶尔将半身探出浅浪，这时月色清冷，如同生铁。它便仰起头，朝向月亮。月光悠悠洒下来，周围像被打了一重霜，凄迷而模糊。水獭吸收着天空明月的太阴精华。

　　至少古人相信，这样的生灵，克阴邪，治"鬼"病。

　　獭肝散，说是古药方，它更像一则鬼魅故事书。如此冷月深夜，我们趴在窗台上，微光下书翻到了最后一页，忽然有丛幽影快速移过窗外，还来不及仔细看，那影已去向不明。只听得风吹梧桐沙沙作响，世界也在这风中波动。

　　我们沉思了片刻，再低下头时。故事已讲完了。

【 獭 肝 散 】

配药：**獭肝**。

文火药香

獭

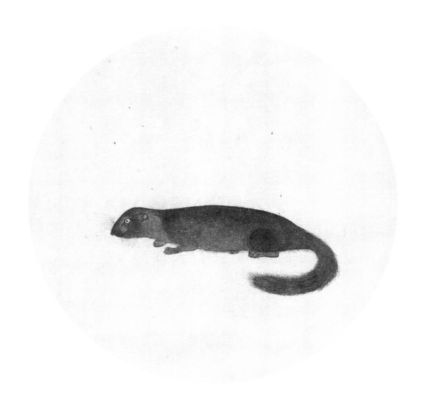

美有盼兮

——记千金猪蹄汤

卷首

敷一次猪蹄汤，皮肤春色比岁月倥偬延缓一点。
约么一年光景，头面整体看起来只老半岁的样子。

时代在变，以貌取人自古不变。

戏文里有个钟馗，掌领万千鬼魅，好不威风。岂知这位判官也曾是诗礼华彩的少年郎，于科举中一路春风，考到了殿试。眼看金榜题名在即，却因他顶着一张丑脸，悲惨落选。少年当然愤意难平，遂撞阶自杀了。

虽然内在之美总为世人称颂，可哪里有"巧笑倩兮，美目盼兮"来的直接，且实在。认清了这个道理，中医肯在面子上做足文章，比如美肤内用药有"猪肤汤"，比如好颜外用方有"千金猪蹄汤"。

猪蹄汤出自《千金方》，古人习惯了在药前面冠以书名，以示出处。

所以不必担心，美容养颜乃家常事，哪里需要花费千

豚

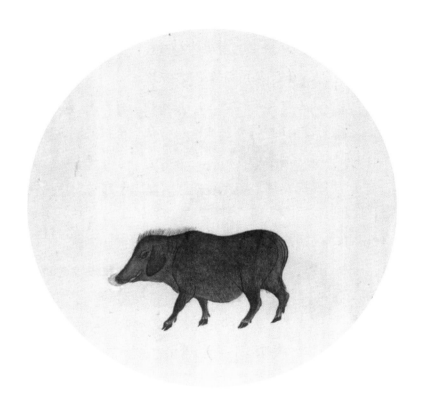

金之数？古人最擅长用小钱办成大事，药材于天地之间皆是现成的，它们金贵，不昂贵。

千金猪蹄汤的首席美疗师，非猪蹄莫属。原来猪蹄也是一味药，常言道，猪蹄"急面皮"，便是它能够使早已光嫩不再，皱纹经年增多的脸蛋逐渐紧致，继而挽回失去的颜面。好像大隐隐于菜市场的"玻尿酸"。

一具猪蹄（两只），配上白芷、白术、川芎、茯苓、桑白皮、商陆、玉竹七味药材，熬制成棕色膏状，再将残渣弊除，放进冰箱储藏。大功告成。

用的时候隔水加热，之后如同敷面膜一样均匀涂抹在脸上即可。

我个人之用户体验是：当时脸颊细微有针刺感，不用理它。待洗净后，时光仿佛杀了个回马枪，那张脸逆回至高中时节，有清晨般饱满的朝气。

过一段时间，这华丽的成效是要反弹的。很正常，但凡一劳永逸的事，都须格外谨慎，常识告诉我们那必定有诈。

我信奉的人生道理是欲速则不达，循序渐进，慢工出细活。

敷一次猪蹄汤，皮肤春色比岁月倥偬延缓一点。约么

澤州白芷

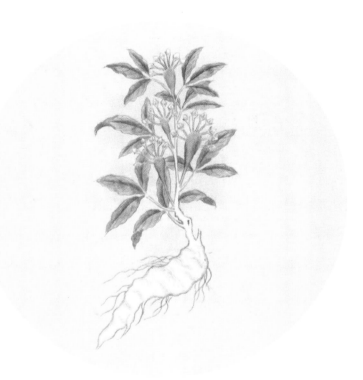

一年光景，头面整体看起来只老半岁的样子，乍听起来也没什么，还是老了。

人不可能不老，但我们可以慢慢变老。以此类推，心中默算账目，当我六十年华，容貌才不过三十多的模样。了不得，真如鹤发童颜，关键是脸面毫无人工雕琢之痕迹。年轻得理直气壮，金光旖旎。

大约于现代医美界，"补"是一则通识，大家都在处心积虑为这张脸补水、补养份、补胶原蛋白云云。五千年之前的盛世大唐偏不这么做。那时医家把头面认成诸阳之汇，故而寒风冷雨，人的头和面暴露在外也并无大碍。

比如实施斩首，手起刀落，头一掉，犯人旋即死亡了，干净利落。刽子手的大刀截断诸阳汇集之处，人当然无可生还。中医体系对待人的头面，主张疏通泻浊，只宜清补。千金猪蹄汤中白芷、白术、川芎、茯苓、桑白皮、商陆几味药，皆有疏通泻浊的功法。

唯独玉竹一种，孙思邈老先生稍微用它为脸面添上了点补的意头。

玉竹是养阴润燥的药，它归肺、胃经。我常去广东，见那边的朋友们煲汤常用到它，说长成竹节形状的东西，比较能疏通人体气脉，这样的汤水喝下去，祛除面黑，使人好颜色。

猪蹄汤中另味白芷，它的功效仿佛一部奇幻电影，在信与不信之间，观众最终仍要选择相信。润泽美白的白芷，其效于《神农本草经》中历历可查，并位列美容敷脸药榜首，成绩斐然。然则以现代医学来化验，白芷的光敏性乃使人变黑。

但实际敷在脸上，其效果明明是白洁皮肤。

科研与气理全然相左，似一对哭笑不得的矛盾。古老的中医智慧总要为现代科学提供某种可能性，让其论证去。那古老的智慧好比坐在剧院听钢琴曲，每个音符都不白费。

白芷芳香走窜，芳香药标榜正气，为剿除足阳明胃经的邪佞厉兵秣马。人脸部范围最大的经络，即是足阳明胃经。

白术这味药汉唐时期用它来敷脸，后来不了，古人嫌它略"燥"。

说到中医精妙，有时连我也要唏嘘。同样的药，起先还用在皮肤调理上，后来不被允许了竟有这番大变迁。

原因则是后世药学不再肯基于《神农本草经》，尤其从金元医家张元素起始，他以脏腑归经理论总结药性，老先生本来好意，《神农本草经》涵盖面太多，字句难懂又极易混淆，他给简化了，撷取浩瀚药理中的一脉来表述。

坏在学生们不争气，渐次失去了读《神农本草经》的能力。药理便渐次狭隘起来。

余下的药，亦各有奇葩。不知古人有怎样的心肠，识别出芸芸众药，再将它们配伍而成这琳琅方剂，既对证，又分毫不差。这大概是永远的谜题。

千金猪蹄汤中，商陆的音容与人参相似，但它个头却比人参大上五十余倍，幸好这高个儿没白长，药效也高明，是消水肿之利刃。因味辛，而有冲劲儿，比其他祛水药多出几重贯通人体水路的功力。

商陆还有则别称，为"夜呼"。

古人相信鬼神存在，鬼神无形质，喜欢附着于根部似人状的植物上，商陆正中下怀。据说时逢月夜，甚至从它身上能听见鬼神啼叫的声音。传言使我好奇，试着去听过，结果未遂愿。而坊间确是有"耳报法术"，即人以耳贴向商陆，就能跟鬼神扯皮聊天了。

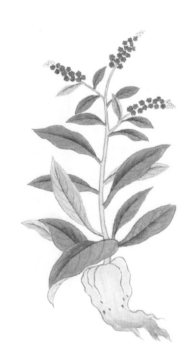

州商陸

州商陸

州商陸

并州商陸

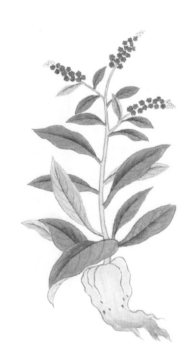

207

把商陆演绎成沟通人与鬼神的灵媒，实在冤枉了它。《神农本草经》里说书的"杀鬼精物"。说白了，是它疏五脏邪气而散阴结的法门。看来封建迷信要不得，任何问题深究所以然，就不会被迷惑了。

但茯苓的"芙蓉美人妆"效果倒是有据可查的"封建迷信"。

医家孙思邈另外一本医药著作《枕中记》里记载：茯苓久服，百日病除，二百日昼夜不眠，二年驱使鬼神，四年玉女来侍。

我不晓得吃茯苓日久有没有玉女前来侍奉，只知超市里卖的茯苓饼越来越难吃，糟蹋了自魏晋时代就巍然成风的美食。曹雪芹明白药理，他借小说人物的嘴来赞它，说"茯苓霜怪峻，雪白的，拿人奶和了，每日早上吃上一盅，最补人"。

由这么多史料加持，即便茯苓这味药身上的故事有杜撰色彩，也使人不得不信了它的好，况且耳听是虚，照片为证。慈禧老佛爷六十寿诞，肌肤白细光洁若少女，香培玉琢，她宠爱的宫女德龄揭晓了真相，说老佛爷的好容颜实与常吃茯苓相关。茯苓生津液，开腠理，滋水源而下降，利小便。

文火药香

老太太从来治国、养生两手都要硬。想必在她的养生宝典里，还有川芎。只肤色白皙，却不红润如何彰昭大清国泰民安，自己深受老天恩眷。川芎的活血功能，好比"清道夫"，孜孜不倦地去除血液中杂质，其后将干净的血一甩，甩向头面。中国人见面寒暄，常言："呦，您气色真好。"

气色，指的就是面部的红润程度。

桑白皮也有这般用处，跟川芎交相活血。古代医家曾拿它的纤维缝合伤口，认为桑树外皮运输营养水分，其功效强大到"出圈"，乃可放诸于人，为人的脸面疏通经络。除此之外，桑白皮实物又显白色，白色入肺，合于皮毛。算一味地设天造的美容药。

有人说涂过千金猪蹄汤后，脸会略发红发肿。那是肌肤适应药性的过程，没什么可惊怪的。想来是我皮糙肉厚，躲过了适应期，药性直奔向主题。有阵子陶醉于自我"臭美"中，简直欢愉在今朝。

追寻美是好的。人类孳孳不息，把万物大美安插进诗文、画卷、哲学、建筑、雕塑、影音和翩若惊鸿，婉若游龙的面容以及生命里。

酿成一种信仰。与其说美，毋宁说是文明。

美的路径，就是人类文明走过的足迹。

日本茶人千利休说：只有美的事物才能让我低头。这话听起来倒像佛家的六种震动，撼人心魄。但有个前提，要"真美"才行。

根植于情感和人性，那明朗，不做作，坦然，又干净的美。今时"真美"的事物不多见，在极速莫测的环境里，"丑"反倒特别多。

【千金猪蹄汤】

配药：猪蹄；白芷；白术；川芎；茯苓；桑白皮；商陆；玉竹。

只道是寻常

——记牢牙护龈清口方

卷首

时间来到两宋，刷牙这件事，渐渐从天潢贵胄流向民间，
人们开始普遍使用牙刷，还催生出职业刷牙匠。

很喜欢大观园里少男少女的"荒废事"。于"袭人娇嗔
箴宝玉"一折，宝二爷钻进潇湘馆，去闹同宿而眠的林黛
玉和史湘云。他们洗过脸，宝玉茫茫地问丫鬟要青盐擦牙。
原来晨起，小姐少爷们与现今的我们并无二样，是要漱口
擦牙的。

若说养护牙齿的历史，秦汉时就能找得到相关文字记
载，但恐怕那会儿仅限于贵族高门，毕竟他们是年代的掌
权者、有钱者。权和钱永远是奢侈生活的入场券。

时间来到两宋，刷牙这件事，渐渐从天潢贵胄流向民间，
人们开始普遍使用牙刷，还催生出职业刷牙匠。

贾宝玉用青盐刷牙，很多固齿方剂里都有它。又名戎盐，
产自西戎，大概今时甘肃、陕西、宁夏一片。医书中乃有

过精确记录，是在酒泉福禄城东南之海中。而南海产的赤盐，惨遭古人嫌弃，就是不用它。

北海出品的青盐，助脾肾、坚肌骨。牙，即骨之余也。医家认为牙齿好坏是肾气在作为，则青盐，是为护牙健齿优质良选。

有剂古方唤"遗山牢牙散"。一度，我尝试着给家中长辈们用过，并往里头加了点附子和青盐研末。用过之后，她们的反馈是：那颗晃动欲坠的牙齿渐渐定固住了，免去她跑医院拔牙镶牙之劳顿。

牢牙

遗山牢牙散，出自的《卫生宝鉴》，医家罗天益写道：早晨用药刷牙，晚亦如之。可见元代时人已晓得早晚刷牙。泱泱中华，实乃护齿先行者，如果再听见说过去人不讲卫生的说辞，反手赐他一扛，史实胜于胡辩。

在中医理论中，牙有了问题，非牙之过，是两条经络出现故障。

上牙对应足阳明胃经；下牙仰仗手阳明大肠经。

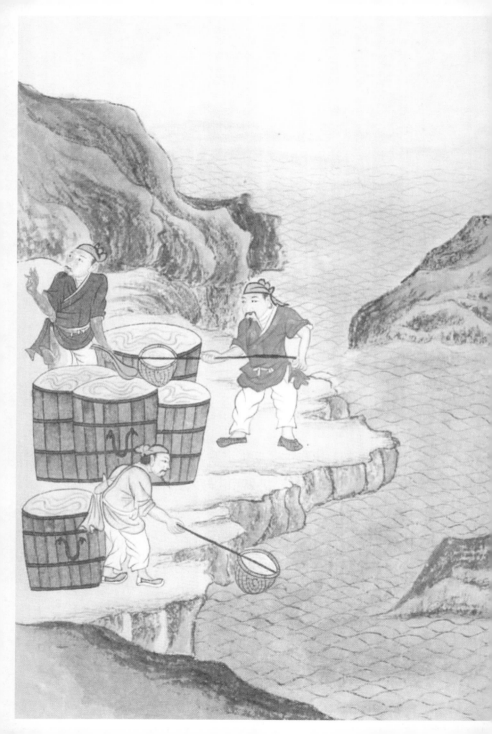

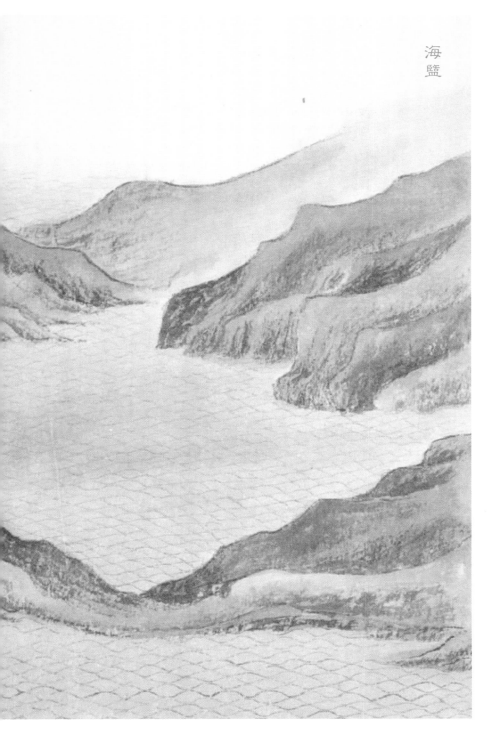

海鹽

遗山牢牙散由七味药研磨成末：茯苓、石膏、龙骨、寒水石、白芷、细辛和石燕子。细辛散寒，茯苓利水渗湿，不必多言。

其中石膏、寒水石、白芷药性走的是阳明经。前两味清热，而白芷解表散寒，祛风止痛，消肿排脓，它是祛风药。

牙自有它的灵魂，也会患偶感风寒风热。比如我们突然间感觉牙齿怕冷怕风吹，大概就是伤了风寒；若怕热，准是风热。白芷便如同甘露，化开这一袭寒热风愁。

里面的龙骨和石燕子皆为化石。龙骨在"孔圣枕中丹"一文说过，他镇定安神，那么医家当然也觉得它可以镇住牙齿的元神。反正这样的话，古人一说，我们姑且听着，至少方便记忆药性。当不当真全由自己。

遗山牢牙散主治牙齿疏豁疼痛，忘记从谁的口中听说这古方被写在华山摩崖石之上，查来查去无从验证，去岁游华山也没寻到，想来是误传。

护龈

挑马勘牙，选郎见齿。古人对牙口的重要程度毋庸置疑，

地
骨
皮

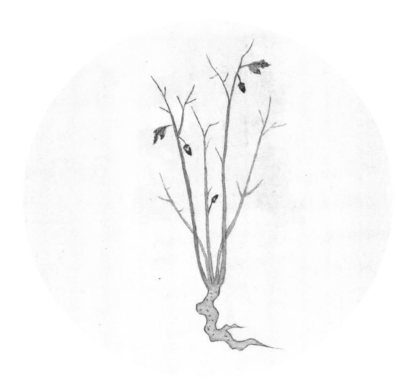

有些牙疾，如若遗山牢牙散亦无能为力，那便极为严重的了。好像是今天所讲的牙龈肉萎缩、牙根暴露于外等病症，这时不得不把"柳枝汤"煎上，以救其齿。

牙龈属阴，它的病大多缘自阴虚而阳明火旺。柳枝汤里，柳枝和地骨皮均清热败火。地骨皮就是今日保温杯秘要"枸杞"的根皮，它凉血除蒸，自古受医家待见，是治病常备药。

此方的主打药柳枝，消肿疗疮，是镇痛界的状元产品，一说用酒煮好了，能抚平世间所有痛肿与风虫齿牙。好似天然布洛芬。

古人还曾拿柳枝、杨枝作为牙刷使用。当然，那时更普遍的刷牙方式，跟印度人吃饭类同——靠手指。

柳枝汤中其余的药有：防风、苦杏仁、细辛和蔓荆子。防风的名字即药性，在人体肌理筑起高墙，驱挡外邪风入。它很香，香的药是祛邪担当，且除口臭。防风搭档黄芪，又是一剂骄傲的祛邪挡风方剂，唤"玉屏风散"。

这里苦杏仁一味，须加以注意，它有毒，入药时须再挑走双仁的，古语：双仁者有毒杀人。这回我可没以身试法，宫斗剧里有个安陵容，她替我吃了，也确实死了。

柳枝汤的配伍中放进这味药，因它入手太阴经，中医

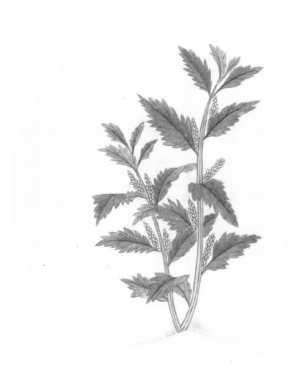

系统又觉得果仁类油脂旺盛的植物，可以滋润牙龈，同时如货车一般载着肺气往身体下面走，肺和大肠相表里，如此它就作用于大肠经。正合了牙齿故障的根本诱因之一。

苦杏仁白色，单用它和青盐制成刷的粉牙，有白牙齿、除龋虫的功效。这不是我趋"颜"附势，唐代《食疗本草》里写得很明白。

既然要护齿，绝少不了一味"蔓荆子"，它治筋骨间时寒时热的病症。

柳枝汤是含的。将诸药细锉和匀，每次挑出一两的量，加大碗水和酒，放于火上，去滓后，趁热含在患处。

我还见过有人往里头另加戎盐，想来也不错。

清口

《红楼梦》林黛玉初入贾府，贾母便领着众人入席，那种豪门深院里，吃饭对于女眷们是头等大事。寂然饭毕，丫鬟捧上茶来，黛玉有她的俗世聪慧，她并没有喝。果然，看见丫鬟们又捧上漱盂。

原来那盏茶用于漱口。

此为贾府的规矩，饭后以茶漱口，也算保健牙齿的一项法门。今天的人很方便了，我们有漱口水。十九世纪末，德国企业家卡尔·奥古斯特·林格纳发明出漱口水，瞬间风靡欧洲，即被封为世界上第一款漱口水。

我总觉得动辄称"第一""全宇宙""世界级"，要么虚荣，要么是商业诓骗，要么见识短。名副其实的不多见。

我常熬"荆芥汤"漱口，它为古人日用漱口水。荆芥汤记录在《仁斋直指》二十六卷，作者杨士瀛，写于1264年。时值南宋。

我们的祖辈从不在乎"第几"。夫唯不争，故天下莫能与之争，这是中国人的处事态度，但偶尔忖度，古人很有"凡尔赛"风范。炫耀的最高境界，是不炫耀，还能让他人得知，引发惊讶。见到了惊讶，自己却摆摆手，只道是寻常。

荆芥入肺、肝经。它有解表散风、透疹和消疮效用。荆芥是味非常香的药，它的香气颇为伶俐，喜欢在人的身体里四处流浪。我记忆中，凡吃过带有荆芥的方剂，几副下肚，如厕时也能散出荆芥的气息。实证它香的"食古不化"。

作为漱口水，以荆芥加少量细辛用水煮沸就够了。此

只道是寻常

方入口时味道接近薄荷，却比薄荷淡。完全没有今时漱口水过分的化学物浓烈感。漱过后，口腔内好似有轮明月，松间照。又如一溪清泉，清泉石上流。

好的东西，必要来自于天然。不夸张，不矫揉造作，不夹生。很是舒服。

【遗山牢牙散】

配药：茯苓；石膏；龙骨；寒水石；白芷；细辛；石燕子。

【柳枝汤】

配药：柳枝；防风；苦杏仁；细辛；蔓荆子。

【荆芥汤】

配药：荆芥；细辛。

扶醉归

——记葛花解酲汤

卷首

人生不过大醉一场。

听起来不错，落在自己身上却并不好受。

酒积于肠胃，终要化成湿热大毒。

爱酒之人，是心中先埋下了一份醉的念头。

一醉累月轻王侯。酒性热，升扬血气，凭着那股晕头涨脑的劲儿，说点狂话，做些出格的事，不失为纵意人生。

人生不过大醉一场。听起来不错，落在自己身上却并不好受。酒积于肠胃，终要化成湿热大毒。那酒本为粮食所酿，故而是实打实的食物中毒，以致醉酒人神志不清，口吐酸水，胸膈满闷，厌食，呕逆。

但没办法，天下刺激的事物，皆容易上瘾。

好些人喝酒凶猛，经年日深，面眼俱黄，不思饮食，肝也坏掉了。但他们尚不自知，不比刘伶是个明白人，他整日烂醉如泥，驾鹿车四处游逛时也不肯耽误豪饮。而他的侍从很古怪，总抱一柄锄头紧随其后。

文火药香

因刘伶吩咐过，死便葬我。

他是看开了，或许他根本不想醒，不想跟魏晋有瓜葛。

看不开的饮者千方百计弄醉自己，再煞费苦心地去解酒，轮回不息。我见过酒后吃茶、灌醋、喝酸奶芹菜汁云云，似乎效果都不理想。而明代医书《普济方》里有一剂"葛花解酲汤"，专散酒积毒，惠及夜阑灯珊的醉梦人。

酲，即酒病也。葛花解酲汤号召葛花、葛根（干葛）、人参、白豆蔻、砂仁、木香、神曲、陈皮、白术、青皮、猪苓、茯苓、泽泻和甘草一同来解大醉之后神志不清，要醉醉不起，想醒醒不来的世间人。

说葛花解酒醒脾，那它必要遇见葛根，两者联袂，才激发真正的力量，彼此可将阳明邪气逼出身体之外。这引出中医系统的一个理念——托毒外出。

是凡食物中了毒，中医常用解表的药，把毒素从胃肠牵出，至皮肤而散走。毒从肌理排泄，为医家公认的御毒招法。拿水痘做比，它乃先天遗毒，发病时患者身上会起星点疱疹。这是毒已经在发散了，中医惯开出"葛根汤"，服过药后，患者的病不会好，反倒更"坏"。那疱疹相较之

扶醉归

225

前变本加厉，有排山倒海之势。

若此刻抱怨中医没用，话就说得太早。遗毒被葛根汤逼迫无路，鸟兽而散，统统往周身皮肤的方向逃窜，所以看起来更坏。这正是医家暗中忖度的大计谋，痊愈指日可待。

西方医学不入这一门，他们认为食物的毒凝滞于胃肠道，若想解毒，必清洗掉才算。反正不管是黑猫还是白猫，能抓到耗子就是乖猫。及时救命，不分东方与西方，都好。

酒毒在业界地位没有乌头、牵机、鸩毒等声望高，但它也不是省油的灯。葛花和葛根纤夫般拽紧酒毒大船的缆绳，直到把它牵出身外。这过程维艰，要靠抽调一个人的元气挺过黎明之前的昏暗。

故，用葛花解醒汤解酒毒，不可贪杯。当身体微微发汗之时，要立即"住口"。

元气损耗，必得在方剂中给补回来。是为中庸之道。

大抵中医中药，与华夏文明一脉。说白了，中医中药理念根本就是中国人的思考哲学和生活模式。

中庸，不是"差不多"的混日子心态。钱穆先生说：所谓'中'，非折中之谓。把握住极端，做事为人恰到好处，

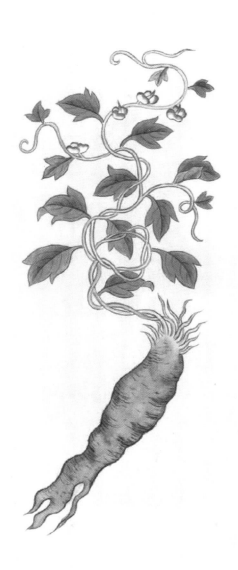

无过无不及。极高明而道中庸。我有烹茶精绝的朋友，他们对草木深情，不同品类的茶，注水温度绝不一样。是为了激发茶叶最好的滋味。看他们烹茶，就很中庸。

中医方剂辗转流传，仍被人使用，而且好用。当然依循着中庸之道。

葛花解醒汤中有人参，人参补气，就是弥补葛花和葛根泄了的元气。

说道人参大概它长相似人，古来传说举无胜举，多为不实。但有桩事，我是从吉林长白山采参人口中听到的，颇有点意思。说采参人重规矩，谷雨以后白露之前，仅这段时间，采参人才肯进山，唤作放山。放山有拉帮结伙的，也有单棍撮（一人）的。他们发现了人参，绝不能急躁，当即就开采。要先在人参周围挖上一个土圈，圈禁它。再于人参上绑好红绳，有几个杈叶就绑几道绳。

其后择吉日再挖采。

少一项步骤，人参真的会跑。虽采参人解释不清原因，却咬死理，认定人参有灵气，是为地精。这些繁缛手续，沿承传统，今时虽各村各镇略有差别和变更，但大规矩必是要守的。采参人始终相信一句话，人在做神在看。

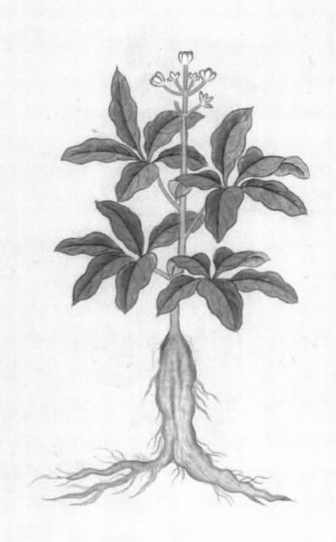

其心正，神明才应允人得偿所愿。

古老的行规，在新世纪无衰减反而极有约束力。它的意义不在真与不真，在于收管住人心。

经典电影《这个杀手不太冷》的主角莱昂，柔情似水是他，辣手夺命也是他。人参可拿莱昂一比，今时大多数资料里写着人参性温，我看未必。

自古医家对这味药脾气秉性的定论和阐述，皆暧昧，且有所保留。如若不先弄明白个人体质，仗着生活富足，一味以人参进补，后果不堪设想。很可能诱发高血压、哮喘、皮疹，甚至脑溢血等病。俗语"人参杀人无过"，由此敷衍而来。

烈酒入胃肠。所以知葛花解酲汤里健脾胃的药一箩筐，诸如白豆蔻、砂仁、木香、神曲、陈皮皆是。同样也少不得白术、茯苓、猪苓、泽泻利水。

这里有味青皮比较特殊，乃陈皮的前身。药性归肝、胆胃经。大概青涩年纪都忍不住好勇斗狠的习性，它攻击力彪悍，除消化积食之外，瞬间打通肝气不在话下。酒精兴风起浪，波及肝脏，医家起用青皮，明摆着指向我们的肝。

跻身古方里的每味药，都能使酒毒势弱，然后无处遁形，然后弃城投降。毕竟借酒什么都消不了，徒增烦恼而已。

我喝过葛花解醒汤。某夜与朋友欢聚，酒饮多了。扶醉归家后，尚有气力煎药。葛花解醒的药汤厚腻，带着丝丝甜，倒不难喝。饮罢，转眼工夫，额头、两腋均发起细汗，感觉覆雨翻云的酒气缓缓向身体之下坠落。

说实话，晕仍旧很晕，然胃肠不再焦灼，似一种无附加痛苦条件的醉意。

似微熏。

人值微醺时，才懂酒的好处。如沐春风，花自飘零水自流。

那日我多加了一味黄芩。葛花解醒汤作为底方，它允许我们视情况进行加减。如果喝的是白酒、黄酒之流，酒性较热，可在其中添置黄芩、黄连等；现在通常饭局上喝啤酒，它性凉，要放些吴茱萸，以散寒助阳。

随时加减调停，我也情愿把这看成古人医药的中庸门道。

扶醉归

【葛花解醒汤】

　　配药：葛花；葛根；人参；白豆蔻；砂仁；木香；神曲；陈皮；

白术；青皮；猪苓；茯苓；泽泻；甘草。

散花渡痴

——记散花丹

"散花丹"名字好像佛家偈语,开示天底下的女子免受情欲锉磨。

红尘若梦,来也无痕,去也成空。

一旦垒成痴癫大病,伤的唯有自己。

西晋的潘安，长相俊美，据说只要他的马车行走在大街上，便会立刻引发一场聚众事件。女人们为了看这位鲜肉一眼，争先恐后，连老妇人也不甘示弱，拿起水果就往他车里丢。其行径大概与今时给网红刷礼物不相上下。

不等潘安远去，他的马车已经被水果填满了。后来，出现成语：掷果盈车。

原来"花痴"，自古有之。是人掩藏不住的一场纷纷情欲。

古时医家把"痴"，放于病和非病之间。

痴者，有迟钝之意，故与"慧"相反。那么花痴的画风大概为：某位女子想男人想到神魂颠倒，整天一副不太聪明的样子了。

对此，中医系统另有见识，医家看花痴仅为低配，痴到极致，乃"癫"。

唐寅诗：别人笑我太疯癫，我笑他人看不穿。兴许不是他人看不穿，而是你真的生病了。

医书上描述花癫症状颇具电影画面感，说妇人花癫，忽然癫痫，见男子则抱住不放，此乃思慕男子不可得，病如暴风疾雨，罔识羞耻，见男子则以为情人。

——这不光是精神科能够应对的事情。

精神与物质（身体）本来相互依存，问题必定跟肉身有瓜葛。她们的症结，出在"肝"上。

肝火炽盛，肝气郁结，而成痴成癫。

人的肝，有一项重要任务，管理"情志"。

当我们受到外界刺激，情绪的反应是喜、是怒、是忧、是思、是悲、是惊、是恐，乃终身修习之大命题。儒学、佛家、老庄就着此皆有法门。中医不肯全然落入纯精神的游戏。人起了情绪，是自己的事。

当然更是肝的事。

散花渡痴

由情欲不达诱发肝郁而成的痴癫症，好像跟男人无缘，皆为女子。

从中医的观点来看，这种情况男人易生的是"劳病"，即免疫力低下；女子常患"郁证"，比如容易生气上火，无端大哭，烦躁不堪等。

看来这世间男人有男人的疲惫，女子有女子的憋屈。

有句题外话。宋之前，中国女子风姿奔放，自由度极高。掷果盈车便是个例。离婚，在宋代不算新奇事，女子离婚后可以重新选择心仪的丈夫，也不会遭受众人歧视。很不幸，帝王们腾挪儒家，或者说各家言论均被他们一一挑拣出来，编织成统治规则，规则像一个巨大的卡尺，落向四面八方。霎时催红碎绿。

明清两朝尤甚。似乎统治者份外没信心，才变本加厉以严苛的礼教来约束臣民。

所以治疗犯花癫的药，亦出自于明末清初。

医家陈士铎在他的《辨证录》中写下这剂"散花丹"。它有泻肝火、补肾水、舒郁气之功效。对症妇人一时发癫，全不识羞，见男子而如怡。

陈士铎先生对方剂有段适用"渣男收割机"的解释，他说女子太长时间得不到伴侣的抚慰，导致情欲堆积，也顾不得男人的品性和质素，这样很容易在冲动之下做出相爱的决定，遭遇渣男之概率便直线升高。于古代众著名医家群体里，陈士铎是个狠人。

他思维乖张，行径诡秘，治得多是奇病，治病开药不接受酬谢。此外，在《辨证录》的"凡例"中，大方坦言这书并不是自己所写。

版权归岐天师和张仲景所有。他们口述，他记录下来而已。

其余著书照例语不惊人死不休，是把天神菩萨都请下来讲课，他一一抄写成作品，于是陈士铎频上医科热搜榜。他的人貌似不靠谱，但方剂很靠谱。

散花丹有柴胡、白芍、炒栀子、甘草、当归、菖蒲、麦冬、玄参、茯神和白芥子这十味药。它们药性或微寒，或温润。那痴癫病人犹如浴火的大树，散花丹乃一场秋雨。夜来秋雨后，秋气飒然新。

细雨运化开大树干瘪的躯干、枝蔓、深根，到底是洒消了邪火，滋养了情志，劝退了痴癫症候。又不致造成淹

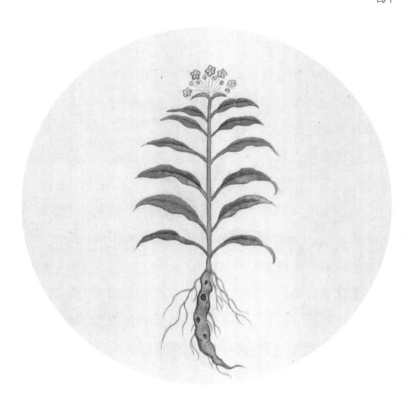

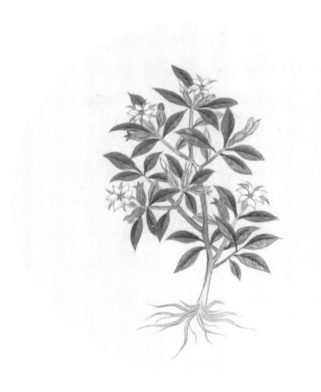

臨軍栀子

涝灾难，皆是草药换来的万物尽熙熙。

散花丹其余的药，另有文章谈说。只是白芥子一味，实在令人惊异。作为草药，有祛冷气、安五脏之功效。正欲将它搁置药柜，金光乍起，白芥子幻化了模样。

神佛无相，千钧一发的时候才显现出真身给世人看。佛家密教行护摩大法，少不了白芥子，它投身烈火的仪式，称"芥子烧"。密教相信这样可以击退恶魔，除去万千烦恼。相传龙树菩萨于南天竺，就是以七粒白芥子击开南天铁塔，最终取得《大日经》。它是一味怒目金刚。

散花渡痴，"散花丹"，这名字好像佛家偈语，开示天底下的女子免受情欲锉磨。红尘若梦，来也无痕，去也成空。一旦奎成痴癫大病，伤的唯有自己。

可话又说回来，情欲有什么错？孔圣人亦把饮食男女，当作人类本能来看，世间万般滋味都在此了。万般滋味不就是我们生活的全部意义吗。

旧时代已如烟散尽。坦荡情欲与肉体，是件美好的事，是值得被艳羡的事。在生命的浮光里，我们最好认真勾引，认真品尝。

最好认真爱。

【散花丹】

配药：柴胡；白芍；炒栀子；甘草；当归；菖蒲；麦冬；玄参；茯神；白芥子。

散花渡痴

药非药

——记代茶饮

这未尝不是一剂良药。可以慰风尘，可以安人心。
可以擦淡生离死别的底色，待月落重生灯再红。

保温杯里泡枸杞，似乎已成为今时人们养生护体的一种庄严仪式，风靡大江南北，且无分男女老幼。

但这份自爱终究要错付。枸杞补肝阳，没错。而肝属木，木生火。中医系统把人的心，以"火"之符号来表意。一路轮转下来，枸杞能补心火。

心火烧。好比许仙于西子湖畔遇见了白素贞，忽然落雨，他躲进她的木舟里。舟外雨丝风片，他们相距这样的近，白素贞眉目温存，而他的心如火怦然灼烧，从此世间又多出一桩情事。

两人那份心动意乱，自是心阳在蒸腾，所谓"心火亢盛"。

原来枸杞好煽风点火，催动心阳。古人说"离家千日不食枸杞"，就因为这个缘故。所以见男人枸杞不离杯的家庭主妇们，实在该警觉了，此味保养方，弄不好容易擦枪走火，给男人平添一笔风流债。

枸杞本来就算不得什么正经的滋补药。它能使人不疲劳，做事情有劲儿，提高免疫力云云，皆尽假把戏。如同魔术，给人以错觉。实则挑高心阳火焰，结果是耗散了心阳之气。长此以往，人的"家底"都被它败坏尽了。

枸杞要不得。而保温杯里头的文章，无非是"代茶饮"。代茶饮汉朝之前就有了，不稀奇。古人将采摘下来的茶制成饼，喝的时候先烤茶饼，待它松软，成赤色，再捣为末放进瓷器内，注沸水。接下来，加葱、姜、桔。据说具有醒酒、助神的功效。后来有把中药或者捣末，或者煎煮好投入杯中，没那么多仪式感，才好随时随地的饮下。

其实就是在喝药。

只不过药性平和一些，没太强的对证性，且作长期调理之用。今时人只视代茶饮为饮料，是概念不通；而把决明子、菊花等几味丢进热水里就能称代茶饮，也未免粗糙了。它再不是方剂，还算有一半治疗的意思。

另一半则预防疾病，连带宽慰心情。

药非药

消食

加味三仙饮慈禧太后喝过，大概清廷后宫各嫔妃小主们也常用。

三仙即山楂、神曲和麦芽。山楂消化肉食，行气散瘀；神曲主要协助金石药物的运化；麦芽主米果蔬积滞，略微疏肝。这三味药，总体为了消食。

被皇权眷养的女人们，不必劳作。她们好似宫城的花草，一生顶大的事，是待着。光吃不动，消化功能自然要减弱，很容易积食，所以三仙饮倍受青睐。

三仙饮是个药底子，病总因人而异。在此方上加味，即解决变化中的病灶。比如清廷御医姚宝生正月三十为慈禧太后开具加味三仙饮中，加了橘红。

橘红味苦而辛，它燥湿化痰。也调理气机，使人中焦舒畅，还有点止咳的功效。想是大正月里，老佛爷一时高兴，吃多了东西，晚上难受起来，遂传唤御医用药诊疗。

再比如四月初九，姚宝生加槟榔和郁金两味药。槟榔行气，郁金解郁，恐怕老佛爷吃饭的时候气不顺，要用此方替她疏气导滞。究竟谁敢惹老佛爷生气？这引起我们无限遐想。

燈
心
草

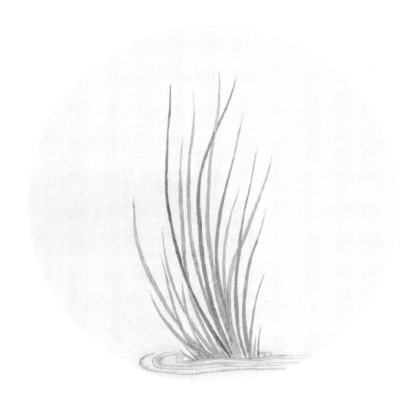

加味三仙饮未入得今时商家法眼，开发出消食系列饮料实在没道理。随着交通工具的普遍，现代人活动机会不多，吃得却多。拿古老方饮做噱头，连代言人也一并有了，慈禧太后知名度不比小鲜肉们差，且人设永远不会崩塌。

最关键的，无须代言费。一本万利的买卖。

安神

清·乾隆帝时，十五阿哥的福晋喜塔腊氏不幸小产。怀胎生子，是女人的大喜事，亦为女人的大苦难。可到头来小产，孩子没能见上这人间一眼，这喜极悲极的心绪，福晋难以负荷。加上生产时失血过多，福晋的身体日渐羸弱。不久，她开始烦热、抑郁、失眠。

御医张肇脉诊后，除用"滋荣育神汤"治疗外，辅以"枣仁灯心代茶饮"，让福晋平素当解渴的水喝下，它养心血，安心神，清虚火，除烦热。

灯心草，乃清虚热的药。此饮酸枣仁用量甚多，养心肝阴血，连同镇定作用。

十五阿哥就是后来的戏迷嘉庆皇帝，以登基初始连看十八场大戏之记录，名留青史。或许因有个超长待机的老皇帝父亲，朝政诸事难以施展。

戏是他的药，为了移情散郁。

皇帝观戏，皇后，即喜塔腊氏在旁作陪。那时她也许更想回宫休息，身子骨不行了，宫中礼仪规矩繁多，她在硬撑。没撑多久，嘉庆二年，皇后薨逝。

看来御医的药，来不及保住大清皇后的命。

天家富贵，另一面有时为万丈深渊。光绪在瀛台岛的日子，常自顾自地发笑，常自言自语，常远望湖心怅然若失。御医把龙齿和石菖蒲配伍成代茶饮，借药茶之力帮光绪开窍、镇定、安神。这副代茶饮用于对付较为严重的心神疾患。

但还是没保住光绪皇帝的命。他必须死。

可能生死交错之时，光绪亦闹不明白自己到底是不是个皇帝，到底有没有一刻拥有过这大清江山。

吊命

人参（党参）、麦冬、五味子联袂构成的生脉散，其故事大多在《凉风一缕魄》篇中说尽了，但我留出这方余地，生脉散及其加减往往是古人生命最后一口茶汤。根据现今医学研究，生脉饮有增强心脏泵血功能，扩张冠状动脉，增强机体耐缺氧能力等，堪比一针强心剂。

古时百姓生如草芥，死若鸿毛，史家不会废笔留痕，但贵族们不同，特别是身居宫廷的贵族，他们的生活细节更是填满卷册，这便让后来的人有据可查。清宫医案写道：若干帝、后及王公大臣等濒临死亡时，常用此方或此方化裁（加减）救治，如乾隆、同治、光绪等皇帝及隆裕皇太后、恭亲王等。

百姓与贵族，云泥之别，却在死亡面前，人人平等。谁也不曾因身份而多喘半口气。

纵有千年铁门槛，终须一个土馒头。这人间喧闹归人间的，老天安排好了后来。后来我们万境归空。

光绪二十四年四月初十日，恭亲王走到了人生终点。御医切脉，左寸关脉数而无力，尺部虚大，右三部软而无根。简单地说，就是心肺功能消失殆尽了。

是夜，老王爷汗出不止，为了能喘上来气，他不停地耸肩。痰却一直上壅，精神已涣散了。御医紧急用人参、麦冬加老米配成茶饮喂给老王爷喝下去。以祈回天。

白
梁
米

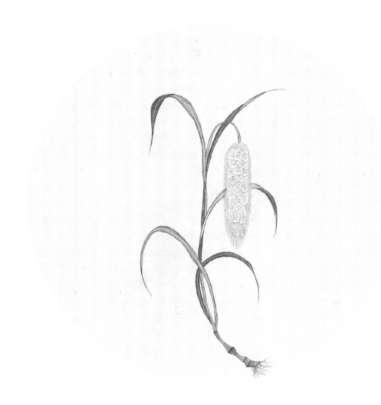

储存年久的粳米为老米，人老成妖，米老是药。它甘淡性平，能养胃除烦。中医觉得将死之人胃气肯定萎靡了，克化不动水谷。那还怎么用药治病？

故而双补气阴，生津止渴时，必护胃气。

这样，有可能把命拖得长一点，再长一点，更长一点。

死亡在人类意识里，总是不好的。它充满了悲恸、可怖和死后世界的未知。也许正因如此，我们民族的神明特别多，关于死后的描述亦车载斗量。

几近能够认定死后是真实存在着一个大世界。肉身化做土，没关系，灵魂自有它的去处和来时。

这未尝不是一剂良药。可以慰风尘，可以安人心。

可以擦淡生离死别的底色，待月落重生灯再红。

【加味三仙饮】

配药：山楂；神曲；麦芽；橘红；槟榔；郁金。

【枣仁灯心代茶饮】

配药：酸枣仁；灯心草。

檳
榔

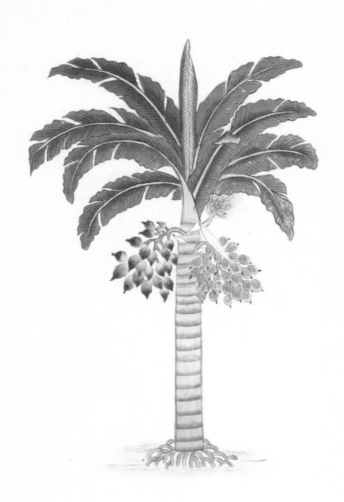

【安神代茶饮】

配药：**龙齿**；**石菖蒲**。

【益气养阴代茶饮】

配药：**人参**；**麦冬**；**五味子**；**老米**。

文火药香